Robert Wasner
Alphonse Mancini

Schlank durch die Spritze

Ein medizinischer Leitfaden zu Gewichtsverlust-Injektionen

Robert Wasner
Alphonse Mancini

Schlank durch die Spritze

Ein medizinischer Leitfaden zu Gewichtsverlust-Injektionen

ISBN: 978-3-68904-387-2 (Paperback)
ISBN: 978-3-68904-399-5 (E-Book)

Copyright: Bremen University Press, Bremen, 2024.
Die Nutzung des Manuskripts im Ganzen oder in Teilen ohne vorherige schriftliche Zustimmung des Verlags ist nicht zulässig.

Erste Auflage
Manuskript Nr. 1376
April 2024
Printed in the European Union
bup@bremenuniversitypress.com
www.bremenuniversitypress.com

Robert Wasner
Alphonse Mancini

Schlank durch die Spritze

Ein medizinischer Leitfaden zu Gewichtsverlust-Injektionen

Übersicht

EINFÜHRUNG IN DAS THEMA ABNEHMSPRITZEN	4
TYPEN VON ABNEHMSPRITZEN	11
DIE WISSENSCHAFT HINTER DEN ABNEHMSPRITZEN	25
ERFOLGE VON ABNEHMSPRITZEN	32
LANGZEITWIRKUNGEN UND NACHHALTIGKEIT DER GEWICHTSREDUKTION	43
RISIKEN UND NEBENWIRKUNGEN	47
WELCHE ABNEHMSPRITZE FÜR WEN?	74
OPTIMALE NUTZUNG VON ABNEHMSPRITZEN	98
BEZUGSQUELLEN	108
ETHISCHE UND GESELLSCHAFTLICHE BETRACHTUNGEN	110
NEUE MEDIKAMENTE, FAZIT UND AUSBLICK	114

Inhaltsverzeichnis

EINFÜHRUNG IN DAS THEMA ABNEHMSPRITZEN — 4

GESCHICHTE DER ABNEHMSPRITZEN — 7

TYPEN VON ABNEHMSPRITZEN — 11

NEUESTE ZULASSUNGEN UND MARKTTRENDS — 11
ARTEN VON ABNEHMSPRITZEN UND DEREN EINSATZGEBIETE — 13
DARREICHUNGSFORMEN — 16
HERSTELLER UND VERTREIBER — 17
- NOVO NORDISK — 18
- ELI LILLY AND COMPANY — 18
- OREXIGEN THERAPEUTICS (JETZT EIN TEIL VON NALPROPION PHARMACEUTICALS) — 19
- RHYTHM PHARMACEUTICALS — 19
- ASTRAZENECA — 19
- SANOFI — 20
- PFIZER — 20
- BOEHRINGER INGELHEIM UND ELI LILLY — 20
- VIVUS INC. — 21
- NALPROPION PHARMACEUTICALS — 21
- EISAI CO. — 21
- JANSSEN PHARMACEUTICALS — 22
- MERCK & CO. — 22
- MARKTFÜHRER — 22

DIE WISSENSCHAFT HINTER DEN ABNEHMSPRITZEN — 25

WIE FUNKTIONIEREN ABNEHMSPRITZEN? — 26
WIRKSTOFFE UND DEREN WIRKMECHANISMEN — 28
VERGLEICH DER WIRKSAMKEIT VERSCHIEDENER ABNEHMSPRITZEN — 29

ERFOLGE VON ABNEHMSPRITZEN — 32

KLINISCHE STUDIEN — 32

STEP-STUDIENREIHE FÜR SEMAGLUTID	32
SELECT-STUDIE FÜR SEMAGLUTID	34
SCALE-STUDIENREIHE FÜR LIRAGLUTID	36
SCALE OBESITY AND PREDIABETES	36
SCALE DIABETES	37
LIGHT-STUDIE FÜR NALTREXON-BUPROPION (CONTRAVE)	39
CONTRAVE	40

LANGZEITWIRKUNGEN UND NACHHALTIGKEIT DER GEWICHTSREDUKTION 43

RISIKEN UND NEBENWIRKUNGEN 47

HÄUFIGE NEBENWIRKUNGEN	47
SELTENE NEBENWIRKUNGEN	48
PANKREATITIS	49
GALLENBLASENERKRANKUNGEN	50
NIERENPROBLEME	52
SCHILDDRÜSENKARZINOM	54
DIABETISCHE RETINOPATHIE	56
LANGFRISTIGE GESUNDHEITSRISIKEN DURCH ABNEHMSPRITZEN	58
RISIKEN FÜR BESTIMMTE ORGANSYSTEME	58
LANGFRISTIGE HORMONELLE UND ZELLULÄRE AUSWIRKUNGEN	59
EMPFEHLUNGEN FÜR LANGFRISTIGE NUTZUNG	60
RISIKEN FÜR BESTIMMTE ORGANSYSTEME	60
LANGFRISTIGE HORMONELLE UND ZELLULÄRE AUSWIRKUNGEN	63
KONTRAINDIKATIONEN	67
VORSICHTSMAßNAHMEN	70
MISCHUNG VERSCHIEDENER MEDIKAMENTE	72

WELCHE ABNEHMSPRITZE FÜR WEN? 74

AUSWAHL NACH PRÄPARAT	74
GLP-1-REZEPTORAGONISTEN (WEGOVY, SAXENDA, TRULICITY)	74
AMYLIN-ANALOGA (SYMLIN)	80
KOMBINATIONSPRÄPARATE (CONTRAVE)	82
GESUNDHEITSZUSTAND ALS AUSWAHLKRITERIUM	84

WECHSELWIRKUNGEN MIT ANDEREN MEDIKAMENTEN ALS KRITERIUM	86
NEBENWIRKUNGEN ALS AUSWAHLKRITERIUM	88
LANGZEITWIRKUNGEN ALS AUSWAHLKRITERIUM	89
VERFÜGBARKEIT ALS AUSWAHLKRITERIUM	91
KOSTEN ALS AUSWAHLKRITERIUM	93
MARKTPREISE UND HERSTELLER	93
ZUSÄTZLICHE KOSTEN	94
VERSICHERUNGSDECKUNG	94

OPTIMALE NUTZUNG VON ABNEHMSPRITZEN   98

RICHTIGE ANWENDUNG UND DOSIERUNG	98
SCHULUNG ZUR SELBSTINJEKTION	98
AUSWAHL DER INJEKTIONSSTELLE	99
DOSIERUNGSANLEITUNG	99
ÜBERWACHUNG UND ANPASSUNG	100
KOMBINATION MIT ERNÄHRUNGSPLÄNEN UND BEWEGUNGSPROGRAMMEN	101
ERNÄHRUNGSPLÄNE	101
BEWEGUNGSPROGRAMME	102
REGELMÄSSIGE ÜBERPRÜFUNG UND ANPASSUNG	103
MEDIZINISCHE ÜBERWACHUNG DER BEHANDLUNG	103
BEHANDLUNGSDAUER	104
UNTERBRECHUNG DER BEHANDLUNG	106

BEZUGSQUELLEN   108

ETHISCHE UND GESELLSCHAFTLICHE BETRACHTUNGEN   110

NEUE MEDIKAMENTE, FAZIT UND AUSBLICK   114

Einführung in das Thema Abnehmspritzen

Wir werden immer dicker, und auch jenseits der damit verbundenen Gesundheitsproblematiken gefällt uns das oftmals nicht. Unsere Freunde auf YouTube und TikTok sehen gefühlt viel besser aus. Doch was tun? Die zehnte Diät? Warum sollte die auf einmal funktionieren?

Das zunehmende Problem der Gewichtszunahme weltweit ist bekanntlich auf eine Vielzahl von Faktoren zurückzuführen. Eine wesentliche Rolle spielt der Wandel der Ernährungsgewohnheiten, da verarbeitete Lebensmittel, die reich an Zucker, Fett und Salz sind, immer leichter verfügbar und oft kostengünstiger als gesunde Optionen sind. Diese Nahrungsmittel führen zu einer erhöhten Kalorienaufnahme, ohne entsprechend nahrhaft zu sein.

Zugleich hat sich der Lebensstil vieler Menschen deutlich verändert. Die moderne Arbeitswelt und Freizeitgestaltung sind zunehmend von sitzenden Tätigkeiten geprägt, was die körperliche Aktivität stark reduziert. Dieser Mangel an Bewegung ist ein entscheidender Faktor für die globale Zunahme von Übergewicht.

Wirtschaftliche Bedingungen beeinflussen ebenfalls das Ernährungsverhalten. In vielen Ländern sind gesunde Lebensmittel teurer und schwerer zu beschaffen als Fast Food und andere ungesunde Optionen. Hinzu kommt psychologischer Stress, der häufig zu einem verstärkten

Essverhalten führt, da viele Menschen Essen zur Stressbewältigung nutzen. Dieser emotionale Faktor kann durch die ständige Verfügbarkeit von Essen und die Werbung für ungesunde Lebensmittel weiter verschärft werden.

Auch die Umgebung, in der Menschen leben, spielt eine Rolle. Fehlende sichere und zugängliche Orte für körperliche Aktivitäten sowie eine Umgebung, die den Konsum ungesunder Lebensmittel fördert, tragen zur Gewichtszunahme bei.

Viele Diäten hingegen versagen regelmäßig, weil sie oft unrealistisch und schwer durchzuhalten sind. Sie fordern häufig drastische, unangenehme Änderungen in der Ernährung, die schwer langfristig beizubehalten sind. Außerdem können sie zu einem Gefühl der Entbehrung führen, was das Risiko von Heißhungerattacken erhöht. Darüber hinaus konzentrieren sich viele Diäten auf schnellen Gewichtsverlust statt auf langfristige Ernährungsumstellungen, was häufig zum sogenannten Jo-Jo-Effekt führt, bei dem das verlorene Gewicht schnell wieder zugenommen wird.

Diese Rahmenbedingungen erfordern einen umfassenden bzw. auch neuartigen Ansatz zur Bekämpfung der Epidemie. Abnehmspritzen spielen dabei eine zunehmend große Rolle.

Es handelt sich hierbei kurz um medizinische Injektionen, die zur Unterstützung der Gewichtsreduktion eingesetzt werden. Sie sind auch als Gewichtsverlust-

Injektionen oder Anti-Adipositas-Injektionen bekannt und werden vor allem Personen mit Übergewicht oder Adipositas verschrieben, insbesondere wenn damit verbundene Gesundheitsprobleme wie Typ-2-Diabetes, Bluthochdruck oder Herz-Kreislauf-Erkrankungen bestehen. Mittlerweile werden Abnehmspritzen aber auch immer mehr genutzt, um „einfach abzunehmen", auch wenn starke medizinische Indikationen nicht vorliegen.

Die Wirkweise dieser Medikamente basiert auf der Nachahmung oder Verstärkung von Hormonen, die natürlich im Körper vorhanden sind und die Nahrungsaufnahme sowie den Energiemetabolismus regulieren. Viele Abnehmspritzen erhöhen das Sättigungsgefühl, indem sie die Magenentleerung verzögern oder direkt auf das Zentrum des Gehirns wirken, das für das Hungergefühl verantwortlich ist. Dadurch fühlt sich eine Person schneller satt, isst weniger und kann so leichter Gewicht verlieren.

Abnehmspritzen haben in den letzten Jahren viel Aufmerksamkeit erregt, vor allem, weil sie deutlich messbare Gewichtsverluste ermöglichen, die in der Tat durch klinische Studien belegt sind. Ihre Effektivität, kombiniert mit der Fähigkeit, das reduzierte Gewicht langfristig zu halten, hebt sie von traditionellen Diätansätzen ab. Die Bekanntheit dieser Medikamente hat auch durch die Nutzung und Empfehlung von Prominenten zugenommen, was wiederum zu umfangreicher Medienberichterstattung - gerade auch auf Social-Media-Kanälen - geführt hat. Hier ist Wildwuchs vorprogrammiert.

Darüber hinaus hat die zunehmende Verfügbarkeit dieser Behandlungen, insbesondere durch Zulassungen von Gesundheitsbehörden und die Möglichkeit der Verschreibung über Telemedizin oder das Internet, dazu beigetragen, dass immer mehr Menschen Zugang zu diesen Medikamenten haben. Dies fällt zusammen mit einem wachsenden öffentlichen Bewusstsein für die gesundheitlichen Risiken, die mit Übergewicht verbunden sind, wie Diabetes und Herzerkrankungen. Abnehmspritzen werden daher oft als hoffnungsvolle Option für diejenigen angesehen, die nach effektiven Lösungen für Gewichtsmanagement suchen. Kurz gesagt: Wenn es Abnehmspritzen noch nicht gäbe, müsste man sie erfinden.

Die fortlaufende Forschung und Entwicklung in diesem Bereich verspricht zudem weitere Verbesserungen und Innovationen, was das wissenschaftliche und öffentliche Interesse weiter verstärkt. All diese Faktoren zusammen machen Abnehmspritzen zu einem viel diskutierten Thema, das sowohl in der medizinischen Fachwelt als auch in der breiten Öffentlichkeit als möglicher Durchbruch im Kampf gegen die Adipositas-Epidemie angesehen wird.

Geschichte der Abnehmspritzen

Abnehmspritzen gibt es noch nicht lange, es handelt sich um verhältnismäßig neue Entwicklungen, die erst jetzt zum Allgemeingut und damit auch zum Gegenstand heftiger Diskussionen werden.

Die Geschichte begann im späten 20. Jahrhundert, als Wissenschaftler die hormonellen und neurochemischen Pfade, die Hunger und Sättigung regulieren, zu entdecken und zu verstehen suchten. Ein entscheidender Moment in der Geschichte dieser medizinischen Intervention war die Entdeckung des Glucagon-like Peptide-1 (GLP-1), eines Hormons, das nach dem Essen von den Darmzellen freigesetzt wird und das sowohl die Insulinsekretion als auch das Sättigungsgefühl beeinflusst.

Das Glucagon-like Peptide-1 wurde in den frühen 1980er Jahren entdeckt. Diese Entdeckung war Teil eines größeren Forschungsfeldes zur Untersuchung des Darms und seiner Rolle bei der Regulierung der Körperphysiologie, insbesondere in Bezug auf die Insulinsekretion und den Glukosestoffwechsel. GLP-1 gehört zu einer Klasse von Hormonen, die als Inkretine bekannt sind. Diese Hormone werden nach dem Essen vom Darm ausgeschüttet und spielen eine wichtige Rolle dabei, die Menge an Insulin zu steuern, die die Bauchspeicheldrüse in Reaktion auf die Nahrungsaufnahme freisetzt.

Die Forschungen, die zur Identifizierung von GLP-1 führten, trugen wesentlich zum Verständnis bei, wie der Körper Glukosespiegel reguliert, und legten die Grundlage für die spätere Entwicklung von GLP-1-Agonisten als therapeutische Mittel sowohl gegen Typ-2-Diabetes als auch gegen Übergewicht.

Die ersten medizinischen Versuche mit GLP-1-Agonisten fokussierten sich zunächst auf die

Diabetesbehandlung, aber bald wurde deutlich, dass diese Wirkstoffe auch das Potenzial hatten, bei der Gewichtsreduktion zu helfen.

Im Jahr 2005 wurde daraufhin Liraglutid von Novo Nordisk entwickelt und zunächst zur Behandlung von Diabetes eingesetzt. Nach weiteren Studien, die seine Wirksamkeit bei der Gewichtsreduktion bestätigten, wurde es 2014 unter dem Handelsnamen Saxenda speziell für die Behandlung von Adipositas (Fettleibigkeit) zugelassen. Diese Zulassung markierte einen wichtigen Meilenstein in der Geschichte der Abnehmspritzen, da es eines der ersten Medikamente war, das speziell für diesen Zweck entwickelt und zugelassen wurde.

Die folgende Forschung und Entwicklung führten zu weiteren Durchbrüchen, darunter die Einführung von Semaglutid (Wegovy), das 2021 von der amerikanischen FDA speziell für die Gewichtsreduktion zugelassen wurde und in klinischen Studien eine noch größere Wirksamkeit als frühere Medikamente zeigte. Diese neueren Generationen von Abnehmspritzen bieten verbesserte Dosierungsschemata und sind noch zielgerichteter in ihrer Wirkung, was sie zu einem wertvollen Werkzeug im Kampf gegen die Adipositas-Epidemie macht.

So haben die anfänglichen Entdeckungen im Bereich der endokrinen Physiologie und die daraus resultierenden medizinischen Innovationen die Basis für die Entwicklung der heutigen Abnehmspritzen gelegt. Diese Fortschritte reflektieren das wachsende Verständnis der wissenschaftlichen Gemeinschaft für Adipositas als multifaktorielle Erkrankung und die Notwendigkeit einer gezielten, wirkungsvollen Behandlung.

Typen von Abnehmspritzen

Die moderne Entwicklung und Anwendung von Abnehmspritzen ist durch erhebliche Fortschritte in der Biotechnologie und Pharmakologie geprägt. Diese Fortschritte haben zur Herstellung von hochwirksamen Medikamenten geführt, die spezifisch auf Hormonsysteme des Körpers abzielen, um das Hungergefühl zu regulieren und die Insulinproduktion zu verbessern. Die aktuelle Technologie in der Produktion dieser Medikamente beinhaltet rekombinante DNA-Technologien, fortschrittliche Reinigungsverfahren und verbesserte Formulierungen, die eine längere Halbwertszeit der Wirkstoffe und eine vereinfachte Anwendbarkeit ermöglichen.

Neueste Zulassungen und Markttrends

GLP-1-Rezeptoragonisten, insbesondere Semaglutid (vermarktet als **Wegovy**), haben in den letzten Jahren bedeutende Aufmerksamkeit in der medizinischen Gemeinschaft und Öffentlichkeit erlangt. Diese Klasse von Medikamenten wirkt durch Imitation des natürlichen Hormons GLP-1, das eine zentrale Rolle im Glukosestoffwechsel und Appetitkontrollmechanismus des Körpers spielt. Die Wirkung von GLP-1 umfasst die Verstärkung der Insulinfreisetzung in Reaktion auf Nahrungsaufnahme, Verlangsamung der Magenentleerung und ein erhöhtes Sättigungsgefühl, was letztendlich zu einer reduzierten Nahrungsaufnahme führt.

Semaglutid steht besonders im Fokus, da es Vorteile bei der Gewichtsreduktion gezeigt hat, die über das hinausgehen, was mit früheren Medikamenten dieser Klasse erreicht wurde. Nach seiner ursprünglichen Zulassung als Diabetesbehandlung unter dem Namen **Ozempic**, erhielt Semaglutid unter dem Namen **Wegovy** die Zulassung speziell für die Behandlung von Adipositas in den USA und Europa. Die Zulassung basierte auf umfangreichen klinischen Studien, die eine durchschnittliche Gewichtsreduktion von etwa 15% des Körpergewichts zeigten, ein Ergebnis, das in früheren Adipositas-Therapien selten erreicht wurde.

Die Popularität von Semaglutid und anderen GLP-1-Rezeptoragonisten wie Liraglutid (**Saxenda**) und Dulaglutid (**Trulicity**) ist auch auf ihre relative Sicherheit und gute Verträglichkeit zurückzuführen. Diese Medikamente haben ein günstiges Nebenwirkungsprofil im Vergleich zu vielen älteren Gewichtsverlustmedikamenten, was sie zu einer bevorzugten Wahl für langfristige Anwendungen macht. Diese Eigenschaften, zusammen mit der guten Wirksamkeit, haben dazu geführt, dass diese Medikamente nicht nur für Menschen mit Adipositas, sondern auch für diejenigen, die unter gewichtsbedingten gesundheitlichen Problemen leiden, als lebensverändernde Behandlungsoptionen angesehen werden.

Die steigende Beliebtheit dieser Medikamentenklasse unterstreicht die wachsende Akzeptanz von pharmakologischen Behandlungen für Adipositas, einer Krankheit, die traditionell durch Diät und Bewegung adressiert wurde, aber oft eine zusätzliche therapeutische Intervention erfordert, um wirksam und nachhaltig behandelt zu werden.

Diese Zulassungen unterstreichen den Trend zu Medikamenten, die speziell für langfristige Anwendungen im Rahmen von Gewichtsmanagementprogrammen entwickelt wurden. Der Markt für Abnehmspritzen wächst, da die Prävalenz von Adipositas weltweit zunimmt und der Bedarf an effektiven Behandlungsoptionen steigt.

Arten von Abnehmspritzen und deren Einsatzgebiete

Die Entwicklungen bei Abnehmspritzen haben zu einer Vielzahl von Therapieoptionen geführt, die individuell auf die Bedürfnisse und medizinischen Voraussetzungen der Patienten zugeschnitten werden können. Diese Entwicklungen spiegeln das fortgeschrittene Verständnis von Körpermechanismen und Hormonwirkungen wider, das Forscher und Mediziner im Laufe der Jahre erlangt haben.

GLP-1-Rezeptoragonisten wie Liraglutid und Semaglutid sind, wie bereits dargestellt, zurzeit führend in dieser Gruppe und nutzen das Prinzip des natürlichen Hormons GLP-1. Dieses Hormon wird nach dem Essen freigesetzt und wirkt auf verschiedene Weise: Es stimuliert die Insulinfreisetzung, wenn der Blutzuckerspiegel steigt, verzögert die Magenentleerung und fördert so ein längeres Sättigungsgefühl, was wiederum hilft, die Nahrungsaufnahme zu reduzieren. Diese Wirkungen machen GLP-1-Rezeptoragonisten besonders wirksam bei der Behandlung von Adipositas und haben dazu beigetragen, dass sie zu einer populären Wahl für langfristige Gewichtsmanagementstrategien geworden sind.

Kombinationstherapien wie die Verbindung von **Bupropion** und **Naltrexon**, die unter dem Handelsnamen **Contrave** bekannt ist, bieten einen multi-mechanistischen Ansatz. **Bupropion** ist ein Antidepressivum, das auch zur Raucherentwöhnung verwendet wird und bekannt dafür ist, appetitzügelnde Wirkungen zu haben, während **Naltrexon** ursprünglich zur Behandlung von Opioid- und Alkoholabhängigkeit eingesetzt wurde. Diese Kombination zielt darauf ab, neurochemische Pfade im Gehirn zu beeinflussen, die das Verlangen und die Belohnungszentren steuern, und erhöht gleichzeitig das Sättigungsgefühl. Das macht **Contrave** zu einem effektiven Werkzeug für Menschen, die Schwierigkeiten haben, ihre Essgewohnheiten zu kontrollieren.

Die Forschung zu anderen Hormontherapien, die sich auf die Modulation der Cortisolwirkungen konzentrieren, bietet einen innovativen Ansatz im Kampf gegen Adipositas, insbesondere im Hinblick auf stressbedingte Gewichtszunahme. **Cortisol**, oft als "Stresshormon" bezeichnet, spielt eine zentrale Rolle im körperlichen Stressantwort-System. Unter chronischem Stress kann eine erhöhte Cortisolproduktion zu verschiedenen metabolischen Veränderungen führen, darunter erhöhter

Appetit, Gewichtszunahme und eine ungünstige Fettverteilung, typischerweise um den Bauchbereich.

Therapien, die auf die Regulierung von **Cortisol** abzielen, könnten potenziell die negativen Auswirkungen von Stress auf das Körpergewicht mindern. Diese Ansätze würden nicht nur das Cortisolniveau direkt beeinflussen, sondern auch auf die komplexen Wechselwirkungen zwischen Stress, Hunger und Fettstoffwechsel einwirken. Das könnte eine effektive Methode sein, um die durch Stress induzierte Heißhungerattacken und übermäßige Nahrungsaufnahme zu reduzieren und somit die Gewichtszunahme zu kontrollieren.

Die Entwicklung solcher Therapien ist besonders relevant in einer Zeit, in der viele Menschen erhöhtem psychologischen und sozialen Stress ausgesetzt sind, der oft zu ungesunden Essgewohnheiten und letztlich zu Übergewicht führt. Indem man die biochemischen Pfade, die durch **Cortisol** beeinflusst werden, adressiert, könnte man eine mehrdimensionale Behandlungsstrategie bieten, die nicht nur physiologische, sondern auch psychologische Aspekte der Adipositas berücksichtigt.

Forschungen in diesem Bereich sind allerdings noch relativ neu und die Herausforderungen bei der Entwicklung solcher Therapien umfassen die genaue Bestimmung der Dosierung, die Vermeidung von Nebenwirkungen und die individuelle Anpassung der Behandlung, um optimale Ergebnisse zu erzielen. Dennoch, das Potenzial dieser Therapieansätze, die Lebensqualität der Betroffenen zu verbessern und die Gesundheitskosten, die mit Adipositas und stressbedingten Erkrankungen verbunden sind, zu senken, macht sie zu einem vielversprechenden Forschungsfeld in der medizinischen Wissenschaft.

Darreichungsformen

Abnehmspritzen kommen in der Regel in Form von subkutanen Injektionen, die Patienten selbst verabreichen können. Diese Darreichungsform hat sich als effektiv erwiesen, weil sie eine kontrollierte Freisetzung des Wirkstoffs ermöglicht und eine direkte Aufnahme in den Blutkreislauf gewährleistet. Hier sind einige Details zu den üblichen Darreichungsformen und ihrer Anwendung:

- Fertigpen oder Injektor: Viele Abnehmspritzen, wie die, die GLP-1-Rezeptoragonisten enthalten (z.B. Liraglutid, Semaglutid), werden in Form eines vorgefüllten Pens oder Injektors angeboten. Diese Pens sind einfach zu handhaben und ermöglichen es den Patienten, die Injektion selbstständig und mit minimaler Schulung durchzuführen. Die Pens sind meist mit einer feinen Nadel ausgestattet, was die Injektion weniger schmerzhaft macht.
- Dosierung und Anwendungshäufigkeit: Die meisten Abnehmspritzen werden einmal täglich oder einmal wöchentlich verabreicht. Die genaue Dosierung und Häufigkeit der Anwendung hängt vom spezifischen Medikament und den

individuellen Bedürfnissen des Patienten ab. Beispielsweise wird Liraglutid täglich injiziert, während Semaglutid und Tirzepatid in der Regel einmal wöchentlich verabreicht werden.
- Anleitung zur Selbstinjektion: Bei der Erstverordnung erhalten Patienten in der Regel eine detaillierte Einweisung durch einen Gesundheitsdienstleister, wie die Injektion korrekt durchgeführt wird. Dies umfasst Anweisungen zur Lagerung des Medikaments, zur Vorbereitung der Injektion und zur Entsorgung der Nadeln.

Durch die Verwendung dieser Injektionsformen können Wirkstoffe effizient in den Körper eingebracht werden, was in vielen Fällen zu einer signifikanten Gewichtsreduktion führt. Die Selbstverwaltung dieser Injektionen bietet auch eine bequeme Option für Patienten, die möglicherweise Schwierigkeiten haben, regelmäßige Arztbesuche wahrzunehmen.

Hersteller und Vertreiber

Verschiedene pharmazeutische Unternehmen entwickeln und vermarkten Abnehmspritzen, die auf spezifischen Wirkmechanismen basieren. Hier ist eine Übersicht über einige der bekanntesten Hersteller und die von ihnen angebotenen Produkte:

Novo Nordisk

- **Saxenda (Liraglutid)**: Ursprünglich für die Behandlung von Typ-2-Diabetes entwickelt (unter dem Namen **Victoza**), ist Saxenda speziell für die Gewichtsreduktion bei Erwachsenen mit einem BMI von 30 oder mehr oder von 27 oder mehr mit mindestens einer gewichtsbedingten Begleiterkrankung zugelassen.
- **Wegovy (Semaglutid)**: Eine höhere Dosis des Wirkstoffs Semaglutid, der auch unter dem Namen **Ozempic** für die Behandlung von Typ-2-Diabetes bekannt ist. Wegovy ist speziell für die chronische Gewichtsmanagementtherapie zugelassen.
- **Ozempic (Semaglutid)**: Obwohl primär für die Behandlung von Typ-2-Diabetes zugelassen, hat Ozempic auch gezeigt, dass es zu einer deutlich messbaren Gewichtsreduktion führen kann. In vielen Fällen wird Ozempic off-label für die Gewichtsreduktion verwendet, bevor es unter dem Namen Wegovy speziell für diesen Zweck zugelassen wurde.

Eli Lilly and Company

- **Trulicity (Dulaglutid)**: Obwohl hauptsächlich als Diabetesbehandlung zugelassen, zeigt Trulicity auch Wirkung bei der Gewichtsreduktion und wird in manchen Fällen dafür verwendet.

Orexigen Therapeutics (jetzt ein Teil von Nalpropion Pharmaceuticals)

- **Contrave (Bupropion und Naltrexon)**: Dieses Medikament kombiniert zwei Wirkstoffe mit unterschiedlichen Mechanismen, die darauf abzielen, den Appetit zu reduzieren und das Sättigungsgefühl zu erhöhen. Es ist speziell für das Gewichtsmanagement zugelassen.

Rhythm Pharmaceuticals

- **Imcivree (Setmelanotide)**: Dies ist ein spezifischer Behandlungsansatz für Patienten mit seltenen genetischen Erkrankungen der Adipositas. Imcivree ist für die Behandlung von Erwachsenen und Kindern ab 6 Jahren mit bestimmten genetischen Störungen zugelassen, die zu Adipositas führen.

AstraZeneca

- **Bydureon (Exenatid)**: Dies ist eine Form des GLP-1-Rezeptoragonisten Exenatid, der für die Behandlung von Typ-2-Diabetes eingesetzt wird, aber auch positive Effekte auf die Gewichtsreduktion haben kann. Bydureon wird in der Regel einmal wöchentlich injiziert.

Sanofi

- **Soliqua/Suliqua (Insulin glargin und Lixisenatid)**: Dieses Kombinationspräparat, das sowohl ein langwirkendes Insulin als auch einen GLP-1-Rezeptoragonisten umfasst, wird zur Behandlung von Typ-2-Diabetes verwendet, kann jedoch auch zu einer Gewichtsreduktion beitragen.

Pfizer

- **Rybelsus (Semaglutid oral)**: Dies ist eine orale Formulierung von Semaglutid, die für die Behandlung von Typ-2-Diabetes zugelassen ist. Wie **Ozempic** kann auch Rybelsus eine Gewichtsreduktion unterstützen, obwohl es nicht speziell für diese Indikation vermarktet wird.

Boehringer Ingelheim und Eli Lilly

- **Jardiance (Empagliflozin)**: Ursprünglich zur Behandlung von Typ-2-Diabetes entwickelt, hat dieses SGLT2-Inhibitor Medikament gezeigt, dass es ebenfalls zur Gewichtsreduktion beitragen kann, insbesondere bei Patienten mit Diabetes.

Vivus Inc.

- **Qsymia (Phentermin und Topiramat)**: Qsymia kombiniert Phentermin, ein Appetitzügler, mit Topiramat, einem Medikament, das ursprünglich zur Behandlung von Epilepsie entwickelt wurde und das auch das Sättigungsgefühl fördert. Dieses Medikament ist speziell für die Gewichtsreduktion zugelassen und wird oft bei Patienten eingesetzt, die nicht nur übergewichtig, sondern auch mit Komorbiditäten wie Hypertonie oder Typ-2-Diabetes belastet sind.

Nalpropion Pharmaceuticals

- **Contrave** (Bupropion und Naltrexon): Wie bereits erwähnt, kombiniert Contrave zwei Wirkstoffe zur Gewichtsreduktion. Ursprünglich von Orexigen Therapeutics entwickelt, wird es jetzt von Nalpropion Pharmaceuticals vermarktet.

Eisai Co.

- **Belviq (Lorcaserin):** Dieses Medikament, das die Aktivität von Serotoninrezeptoren im Gehirn beeinflusst, um das Sättigungsgefühl zu erhöhen, war in den USA zur Gewichtsreduktion zugelassen, wurde jedoch aufgrund von Bedenken hinsichtlich möglicher Krebsrisiken vom Markt genommen.

Janssen Pharmaceuticals

- **Invokana (Canagliflozin):** Ein SGLT2-Inhibitor, der ursprünglich zur Behandlung von Typ-2-Diabetes entwickelt wurde. Wie andere SGLT2-Inhibitoren kann auch Invokana zu einer Gewichtsreduktion beitragen, indem es den Körper veranlasst, überschüssigen Zucker über den Urin auszuscheiden.

Merck & Co.

- **Steglatro (Ertugliflozin):** Ebenfalls ein SGLT2-Inhibitor, der für die Behandlung von Typ-2-Diabetes zugelassen ist und potenzielle Vorteile bei der Gewichtsreduktion bietet.

Diese und weitere Unternehmen und ihre Produkte zeigen die Bandbreite der Ansätze und Mechanismen, die zur Behandlung von Übergewicht und Adipositas mittlerweile verfügbar sind.

Marktführer

Novo Nordisk und Eli Lilly sind zurzeit die führenden Unternehmen auf dem Markt für Abnehmspritzen, insbesondere in der Kategorie der GLP-1-Rezeptoragonisten, die speziell für die Gewichtsreduktion entwickelt wurden. Novo Nordisk, ein dänisches Pharmaunternehmen, hat mit Produkten wie **Saxenda** und **Wegovy** einen erheblichen Einfluss im Bereich der Gewichtsmanagementtherapien.

Eli Lilly, mit Sitz in den USA, konkurriert eng mit Novo Nordisk und hat mit **Trulicity**, das ebenfalls bedeutende Gewichtsverluste ermöglicht, starke Marktpräsenz gezeigt. Darüber hinaus entwickelt Eli Lilly **Tirzepatid**, das aufgrund seiner potenziell großen Wirksamkeit bei der Gewichtsreduktion als bahnbrechend in der Branche angesehen wird und bald eine wichtige Rolle im Markt spielen könnte. **Tirzepatid** ist ein innovatives Medikament, das sich als besonders vielversprechend für die Behandlung von Typ-2-Diabetes und Adipositas erweist. Als dualer GIP- und GLP-1-Rezeptoragonist simuliert Tirzepatid die Wirkungen zweier Inkretinhormone, was es ermöglicht, sowohl den Blutzuckerspiegel zu regulieren als auch das Sättigungsgefühl zu erhöhen. Dies führt zu einer verbesserten Kontrolle der Blutzuckerwerte und einer deutlichen Gewichtsreduktion.

Die besondere Kombination von Wirkungen, die **Tirzepatid** bietet, nämlich die Unterstützung der Insulinausschüttung basierend auf dem Blutzuckerspiegel und die gleichzeitige Reduktion der Nahrungsaufnahme durch ein verstärktes Sättigungsgefühl, macht das Medikament zukünftig besonders wertvoll. Diese Eigenschaften sind entscheidend, da viele Menschen mit Typ-2-Diabetes auch mit Übergewicht oder Adipositas kämpfen, und eine Behandlung, die beide Zustände effektiv adressiert, kann die Gesundheit erheblich verbessern und das Risiko von diabetesbedingten Komplikationen senken.

Die Ergebnisse aus den klinischen Studien haben die medizinische Gemeinschaft besonders beeindruckt, da **Tirzepatid** nicht nur eine bessere Wirksamkeit bei der Blutzuckerkontrolle als bestehende GLP-1-Rezeptoragonisten zeigte, sondern auch zu einer bemerkenswerten Gewichtsabnahme führte. Dieses Potenzial stellt **Tirzepatid** in den Mittelpunkt der Hoffnungen für eine neue Generation von Diabetes- und Gewichtsmanagementtherapien, die sowohl die Lebensqualität verbessern als auch umfassendere und effektivere Behandlungsoptionen für Patienten bieten könnten. Die Kombination der therapeutischen Effekte in einem einzigen Medikament bietet einen bedeutenden Fortschritt und symbolisiert den Fortschritt in der pharmazeutischen Forschung, der das Management von metabolischen Erkrankungen revolutionieren könnte.

Novo Nordisk und Eli Lilly haben durch die Entwicklung wirksamer und sicherer Medikamente für Adipositas und Diabetes bereits heute eine dominante Position erlangt und investieren weiterhin erheblich in Forschung und Entwicklung, um neue Behandlungsoptionen zu erschließen. Ihre führende Rolle wird auch durch umfangreiche klinische Studien und eine starke globale Präsenz gestärkt, wodurch sie maßgeblich zur Formung des Marktes für Gewichtsmanagementtherapien beitragen.

Die Wissenschaft hinter den Abnehmspritzen

Abnehmspritzen nutzen komplexe physiologische Prozesse, um sowohl den Appetit zu reduzieren als auch die Insulinproduktion zu beeinflussen, was sie zu einer effektiven Methode für Gewichtsmanagement und die Behandlung von Stoffwechselerkrankungen macht. Insbesondere die Gruppe der GLP-1-Rezeptoragonisten, die in diesen Medikamenten häufig verwendet wird, spielt dabei eine zentrale Rolle.

Diese Medikamente ahmen die Wirkung von natürlich vorkommenden Hormonen wie dem Glucagon-like Peptide-1 (GLP-1) nach. GLP-1 wird im Dünndarm nach der Nahrungsaufnahme produziert und ist entscheidend für die Regulierung des Blutzuckerspiegels und des Appetits. Durch die Bindung an GLP-1-Rezeptoren stimulieren diese Medikamente die Insulinfreisetzung aus der Bauchspeicheldrüse in einer glukoseabhängigen Weise, d.h., die Insulinausschüttung wird erhöht, wenn der Blutzuckerspiegel steigt, was eine Überproduktion von Insulin und damit verbundene Hypoglykämien vermeidet. Gleichzeitig wird die Magenentleerung verzögert, was den Patienten länger satt hält und somit den Kalorienverbrauch über den Tag verteilt reduziert.

Darüber hinaus wirken diese Hormone direkt auf das Gehirn, wo sie die Appetitregulation beeinflussen. Sie aktivieren bestimmte Bereiche im Gehirn, die für das Sättigungsgefühl zuständig sind, was das Hungergefühl verringert und zu einer niedrigeren Kalorienaufnahme führt. Dieser doppelte Ansatz — die Verbesserung der Insulinreaktion und die Kontrolle des Hungergefühls — macht GLP-1-Rezeptoragonisten besonders wirksam bei der Behandlung von Adipositas und Diabetes Typ 2.

Die Fähigkeit dieser Medikamente, die natürlichen Mechanismen des Körpers zu imitieren und zu verstärken, bietet eine effektive und relativ sichere Möglichkeit, Gewichtsprobleme zu behandeln, die sich durch herkömmliche Methoden wie Diät und Bewegung allein als schwierig erweisen. Diese Eigenschaften erklären, warum sie zunehmend als wichtiger Bestandteil der therapeutischen Strategien gegen Adipositas und verwandte Stoffwechselstörungen angesehen werden.

Wie funktionieren Abnehmspritzen?

GLP-1-Rezeptoragonisten, eine Hauptgruppe der Abnehmspritzen, nutzen ein sehr wirksames Prinzip, indem sie die natürlichen Prozesse des Körpers nachahmen, die nach der Nahrungsaufnahme aktiv werden. Durch die Simulation des Hormons GLP-1 erzielen sie eine Mehrfachwirkung, die sowohl den Stoffwechsel als auch das Appetitgefühl betrifft, was sie zu einem effektiven Mittel im Management von Übergewicht und Typ-2-Diabetes macht.

Das Hormon GLP-1, das natürlicherweise im unteren Dünndarm nach der Nahrungsaufnahme produziert wird, spielt eine zentrale Rolle bei der Regulierung des

Blutzuckerspiegels. Es stimuliert die Bauchspeicheldrüse dazu, mehr Insulin freizusetzen, wenn der Blutzuckerspiegel steigt, was hilft, den Blutzucker effektiv zu senken. Diese insulinotrope Wirkung erfolgt nur in Anwesenheit erhöhter Glukosespiegel, was das Risiko von unerwünschten Hypoglykämien verringert, die bei anderen Diabetesbehandlungen auftreten können.

Neben der Beeinflussung der Insulinsekretion verlangsamt GLP-1 auch die Magenentleerung, was eine längere Sättigung nach Mahlzeiten bewirkt und so den Appetit und die Nahrungsaufnahme verringert. Diese Verzögerung der Magenentleerung trägt dazu bei, dass die Blutzuckerspitzen nach Mahlzeiten abgemildert werden, was insgesamt zu einer stabileren glykämischen Kontrolle beiträgt.

Darüber hinaus beeinflusst GLP-1 direkt das Zentralnervensystem, indem es auf bestimmte Bereiche im Gehirn wirkt, die für die Regulation von Hunger und Sättigung zuständig sind. Durch die Aktivierung dieser Gehirnbereiche werden das Hungergefühl und die damit verbundenen Verhaltensweisen, die zur Nahrungsaufnahme führen, reduziert.

Diese vielschichtige Wirkungsweise macht GLP-1-Rezeptoragonisten besonders attraktiv für die Behandlung von Patienten, bei denen sowohl Gewichtsmanagement als auch die Kontrolle des Blutzuckerspiegels eine Rolle spielen. Indem sie an mehreren Fronten gleichzeitig ansetzen, bieten diese Medikamente eine umfassende

Strategie zur Behandlung von Adipositas und Typ-2-Diabetes.

Wirkstoffe und deren Wirkmechanismen

GLP-1-Rezeptoragonisten wie Liraglutid und Semaglutid spielen die bereits dargestellte zentrale Rolle in der modernen Behandlung von Diabetes und Adipositas, indem sie gezielt an GLP-1-Rezeptoren im Körper binden. Diese Bindung führt zu einer gesteigerten Insulinsekretion, die nur aktiviert wird, wenn der Blutzuckerspiegel erhöht ist, was das Risiko von Hypoglykämien deutlich senkt, ein häufiges Problem bei anderen Diabetesmedikamenten. Darüber hinaus verlangsamen sie die Magenentleerung, was das Sättigungsgefühl verlängert und so die Nahrungsaufnahme reduziert. Diese Eigenschaften machen sie zu einer effektiven Option für das Gewichtsmanagement und die Diabeteskontrolle.

Im Gegensatz dazu kombinieren Kombinationspräparate wie Bupropion und Naltrexon, bekannt unter dem Handelsnamen Contrave, verschiedene Wirkmechanismen, die das Essverhalten beeinflussen. Bupropion, ein Antidepressivum, wirkt appetithemmend durch die Modulation der Neurotransmitter Dopamin und Noradrenalin. Naltrexon greift in das Belohnungssystem des Gehirns ein, um den Drang zu essen zu verringern. Diese Kombination wirkt synergistisch, um das Verlangen nach Nahrung zu reduzieren und die Essgewohnheiten zu modifizieren.

In der Praxis zeigen GLP-1-Rezeptoragonisten oft eine stärkere Wirkung auf die Gewichtsreduktion im Vergleich zu Kombinationspräparaten. Medikamente wie Semaglutid können in klinischen Studien eine durchschnittliche Gewichtsreduktion von etwa 15% des Körpergewichts erreichen, was sie besonders wirksam für Personen macht, die eine erhebliche Gewichtsabnahme benötigen. Contrave und ähnliche Kombinationstherapien können ebenfalls effektiv sein, besonders bei Patienten, deren Essverhalten stark durch psychologische Faktoren wie Stress und Belohnungsverhalten beeinflusst wird.

Die Auswahl des geeigneten Medikaments hängt stark von den individuellen Gesundheitsbedingungen, dem Vorhandensein von Begleiterkrankungen wie Typ-2-Diabetes und den spezifischen Bedürfnissen und Zielen des Patienten ab. Beide Klassen von Medikamenten bieten wertvolle Optionen für das Management von Gewicht und Diabetes, jedoch in verschiedenen Kontexten und mit unterschiedlichen Wirkprofilen. Dazu im Detail später mehr.

Vergleich der Wirksamkeit verschiedener Abnehmspritzen

Die Wirksamkeit von Abnehmspritzen variiert je nach Wirkstoffzusammensetzung und individueller Patientenreaktion.

GLP-1-Rezeptoragonisten, wie Semaglutid und Liraglutid, haben sich in klinischen Studien als besonders effektiv erwiesen, insbesondere Semaglutid, das in höheren Dosen für die spezifische Gewichtsreduktion unter dem Namen Wegovy vermarktet wird. Semaglutid erreicht in diesen Studien oft einen durchschnittlichen Gewichtsverlust von etwa 15% des Körpergewichts, während Liraglutid und ähnliche Medikamente in der Regel zu einem Gewichtsverlust von 5-10% führen.

Im Vergleich dazu bieten Kombinationspräparate wie Contrave, das Bupropion und Naltrexon kombiniert, eine andere therapeutische Option. Diese Medikamente sind besonders für Patienten geeignet, deren Essverhalten stark durch psychologische Faktoren wie Stressessen beeinflusst wird. Obwohl sie wirksam sein können, zeigt sich in der Praxis, dass ihre Effektivität in Bezug auf die Gewichtsreduktion oft geringer ist als die der GLP-1-Rezeptoragonisten. Contrave und ähnliche Kombinationstherapien sind jedoch nützlich für Patienten, die von einer Behandlung profitieren, die sowohl das physische als auch das emotionale Verlangen nach Nahrung adressiert.

Diese unterschiedlichen Wirkprofile bedeuten, dass die Auswahl der richtigen Abnehmspritze eine sorgfältige Abwägung erfordert, die nicht nur die individuellen Gesundheitsziele und medizinischen Bedingungen des Patienten berücksichtigt, sondern auch sein persönliches Ansprechen auf die Behandlung. So können beispielsweise Patienten, die neben Übergewicht auch an Typ-2-

Diabetes leiden, besonders von GLP-1-Rezeptoragonisten profitieren, während solche mit einer starken psychologischen Komponente ihres Essverhaltens möglicherweise bessere Ergebnisse mit einem Kombinationspräparat erzielen.

Insgesamt bieten Abnehmspritzen eine wirksame Methode zur Gewichtsreduktion, die durch eine Kombination von Appetitkontrolle und verbesserten metabolischen Funktionen funktioniert. Die Wahl des spezifischen Medikaments sollte jedoch immer in Zusammenarbeit mit einem medizinischen Fachpersonal erfolgen, um die beste und sicherste Option für den individuellen Patienten zu gewährleisten.

Erfolge von Abnehmspritzen

Klinische Studien

Die Wirksamkeit und Sicherheit von Abnehmspritzen, insbesondere von GLP-1-Rezeptoragonisten, sind durch zahlreiche klinische Studien gut dokumentiert. Diese Studien haben gezeigt, dass diese Medikamente nicht nur effektiv in der Gewichtsreduktion sind, sondern auch das Risiko für mit Übergewicht verbundene Krankheiten senken können.

STEP-Studienreihe für Semaglutid

- Die STEP 1-Studie konzentrierte sich auf die Gewichtsreduktion bei Erwachsenen mit Adipositas oder Übergewicht und untersuchte die Wirksamkeit von Semaglutid im Vergleich zu einem Placebo, ergänzt durch Lebensstilinterventionen. In dieser Studie erhielten die Teilnehmer entweder Semaglutid oder ein Placebo, und beide Gruppen wurden angehalten, gleichzeitig ihre Ernährungs- und Bewegungsgewohnheiten zu verbessern. Die Ergebnisse der Studie waren bemerkenswert: Diejenigen, die Semaglutid erhielten, verzeichneten eine durchschnittliche Gewichtsreduktion von etwa 14,9% ihres Körpergewichts. Dies stellt einen Erfolg dar und hebt die potenzielle Wirksamkeit von Semaglutid als

Hilfsmittel zur Gewichtsreduktion hervor, besonders in Kombination mit Veränderungen des Lebensstils.
- Die STEP 2-Studie zielte darauf ab, die Auswirkungen von Semaglutid auf Erwachsene mit Typ-2-Diabetes zu untersuchen. In dieser Studie wurde die Wirksamkeit von Semaglutid nicht nur in Bezug auf die Gewichtsreduktion evaluiert, sondern auch hinsichtlich seiner Fähigkeit, die Blutzuckerkontrolle zu verbessern. Die Teilnehmer, die Semaglutid erhielten, erlebten deutliche Verbesserungen sowohl in ihrer glykämischen Kontrolle als auch in ihrem Körpergewicht. Diese Ergebnisse bestätigen die duale Wirksamkeit von Semaglutid, das nicht nur als Mittel zur Gewichtsreduktion dient, sondern auch eine wichtige Rolle in der Diabetesbehandlung spielen kann, indem es hilft, die Blutzuckerwerte effektiv zu managen.
- Die STEP 3-Studie war speziell darauf ausgerichtet, die Nachhaltigkeit der Gewichtsreduktion zu untersuchen, die durch Semaglutid erreicht wird. In dieser Phase der Untersuchung erhielten alle Teilnehmer zunächst für 20 Wochen Semaglutid, um die unmittelbaren Auswirkungen des Medikaments auf das Körpergewicht zu beobachten. Nach dieser initialen Phase folgte eine längere Beobachtungsperiode von 48 Wochen, während der eine Hälfte der Teilnehmer weiterhin Semaglutid erhielt, während die andere

Hälfte auf ein Placebo umgestellt wurde. Dieser Studienaufbau ermöglichte es den Forschern, nicht nur die kurzfristigen Effekte von Semaglutid auf die Gewichtsreduktion zu beobachten, sondern auch zu bewerten, wie gut die Gewichtsverluste über einen längeren Zeitraum aufrechterhalten werden konnten, wenn die Behandlung fortgesetzt wurde im Vergleich dazu, wenn sie eingestellt wurde. Die Ergebnisse zeigten, dass Teilnehmer, die weiterhin Semaglutid erhielten, ihr reduziertes Gewicht effektiv halten konnten, während jene, die zum Placebo wechselten, tendenziell wieder Gewicht zunahmen. Diese Erkenntnisse sind besonders wertvoll, da sie die Bedeutung der kontinuierlichen Behandlung mit Semaglutid für die langfristige Aufrechterhaltung der Gewichtsreduktion unterstreichen. Sie bestätigen, dass, obwohl die initiale Gewichtsreduktion ein wichtiger Schritt ist, die anhaltende Anwendung von Semaglutid entscheidend sein kann, um die erzielten Gesundheitsvorteile zu bewahren und einem möglichen Wiederanstieg des Gewichts entgegenzuwirken.

SELECT-Studie für Semaglutid

Die SELECT-Studie ist eine umfassende klinische Untersuchung, die die langfristigen kardiovaskulären und metabolischen Auswirkungen von Semaglutid bei Personen mit Adipositas ohne Diabetes erforscht. Diese

Studie ist besonders wichtig, da sie darauf abzielt herauszufinden, ob Semaglutid das Risiko von schwerwiegenden kardiovaskulären Ereignissen in einer Population senken kann, die zwar übergewichtig, aber nicht von Typ-2-Diabetes betroffen ist. Herz-Kreislauf-Erkrankungen sind eng mit Adipositas verknüpft und stellen global eine der Hauptursachen für Morbidität und Mortalität dar. Daher könnte ein positives Ergebnis aus dieser Studie bedeutende Implikationen für die Behandlung von Adipositas haben.

Die SELECT-Studie ist als doppelblinde, placebokontrollierte, randomisierte Studie konzipiert, um Fehler zu minimieren und die Integrität der Daten zu gewährleisten. Teilnehmer aus verschiedenen Ländern werden über einen längeren Zeitraum hinweg beobachtet, wobei Semaglutid oder ein Placebo verabreicht wird. Diese methodische Herangehensweise ermöglicht es den Forschern, verlässliche Daten darüber zu sammeln, wie Semaglutid das Risiko für Herz-Kreislauf-Ereignisse beeinflusst.

Die Bedeutung der Ergebnisse dieser Studie kann nicht hoch genug eingeschätzt werden. Sollten die Daten final zeigen, dass Semaglutid das kardiovaskuläre Risiko bei adipösen Patienten ohne Diabetes senken kann, könnte dies die Behandlungsstrategien für Adipositas wesentlich beeinflussen. Ein solches Ergebnis würde zu einer breiteren Anwendung von GLP-1-Rezeptoragonisten in dieser Patientengruppe führen und die therapeutischen

Ansätze für Adipositas grundlegend verändern und erweitern.

Darüber hinaus würde ein besseres Verständnis der kardiovaskulären Effekte von Semaglutid helfen, das Sicherheitsprofil dieser Medikamentenklasse zu verbessern. Durch die Gewinnung von Informationen über potenzielle Risiken und Vorteile könnte die Studie zur Optimierung der Behandlung beitragen, um nicht nur die Wirksamkeit, sondern auch die Sicherheit und das Wohlergehen der Patienten zu gewährleisten. Solche Forschungen sind entscheidend, um fundierte klinische Entscheidungen zu treffen und die allgemeine Gesundheit und Lebensqualität von Menschen mit Adipositas zu verbessern.

SCALE-Studienreihe für Liraglutid

SCALE Obesity and Prediabetes

Die SCALE Obesity and Prediabetes Studie untersuchte die Effektivität von Liraglutid, im Kontext der Gewichtsabnahme bei Personen mit Adipositas und Prädiabetes. Die Ergebnisse dieser Studie waren sehr aufschlussreich bezüglich der potenziellen Vorteile von Liraglutid für diese spezifische Patientengruppe.

In der Studie erhielten die Teilnehmer entweder Liraglutid oder ein Placebo. Die Daten zeigten, dass eine bedeutende Anzahl der Personen, die Liraglutid erhielten, eine beachtliche Gewichtsabnahme verzeichneten. Konkret verloren 63% der Teilnehmer, die mit Liraglutid behandelt wurden, mindestens 5% ihres Körpergewichts. Im Vergleich dazu erreichten nur 27% der Teilnehmer in der Placebo-Gruppe diesen Gewichtsverlust.

Dieser deutliche Unterschied in den Ergebnissen unterstreicht die Wirksamkeit von Liraglutid als Hilfsmittel zur Gewichtsreduktion bei Personen mit Adipositas und Prädiabetes. Es ist anzumerken, dass ein Gewichtsverlust von mindestens 5% bei Personen mit Adipositas und Prädiabetes nicht nur ästhetische oder körperliche Vorteile bringen kann, sondern auch das Risiko für die Entwicklung von Typ-2-Diabetes und anderen metabolischen Erkrankungen nachhaltig senken kann.

Die SCALE-Studie liefert also wichtige Erkenntnisse, die in der medizinischen Praxis genutzt werden können, um Behandlungsstrategien für Patienten mit Prädiabetes und Adipositas zu verbessern. Solche Ergebnisse sind wichtig für die Entwicklung zielgerichteter Interventionen, die nicht nur das Gewicht reduzieren, sondern auch die allgemeine Gesundheit und das Wohlbefinden verbessern.

SCALE Diabetes

Die SCALE Diabetes Studie konzentrierte sich auf die Auswirkungen von Liraglutid auf Personen mit Typ-2-Diabetes, insbesondere in Bezug auf Gewichtsreduktion und verbesserte glykämische Kontrolle. Liraglutid ist ein GLP-1-Rezeptoragonist, der ursprünglich zur

Behandlung von Typ-2-Diabetes entwickelt wurde und in dieser Studie auch auf seine Fähigkeit zur Gewichtsreduktion untersucht wurde.

Die Ergebnisse der SCALE Diabetes Studie zeigten, dass die Behandlung mit Liraglutid nicht nur zu einer messbaren Gewichtsabnahme führte, sondern auch die Blutzuckerkontrolle bei den Teilnehmern verbesserte. Dies ist besonders relevant, da sowohl Übergewicht als auch schlechte Blutzuckerkontrolle zu den Hauptfaktoren gehören, die das Risiko von Komplikationen bei Diabetes erhöhen, wie z.B. Herz-Kreislauf-Erkrankungen, Nierenschäden und Retinopathie.

Die verbesserte glykämische Kontrolle durch Liraglutid ist wahrscheinlich auf mehrere Mechanismen zurückzuführen, darunter die Stimulation der Insulinsekretion in Reaktion auf erhöhte Blutzuckerspiegel und die Verzögerung der Magenentleerung, was zu einem langsameren und gleichmäßigeren Glukoseeinstrom ins Blut führt. Diese Effekte helfen, die Blutzuckerspitzen nach den Mahlzeiten zu reduzieren, was ein kritischer Aspekt in der Behandlung von Typ-2-Diabetes ist.

Die Gewichtsreduktion bei Personen mit Typ-2-Diabetes durch Liraglutid kann zusätzliche Vorteile bieten, da Gewichtsverlust oft zu einer verbesserten Insulinsensitivität führt. Dies bedeutet, dass die Körperzellen besser auf Insulin reagieren und Glukose effizienter aus dem Blutkreislauf aufnehmen können, was weiter zur Senkung des Blutzuckerspiegels beiträgt.

Zusammengefasst bietet die SCALE Diabetes Studie wertvolle Einblicke, wie Liraglutid als Teil eines umfassenden Behandlungsplans nicht nur zur Kontrolle des Blutzuckerspiegels, sondern auch zur Gewichtsmanagement bei Personen mit Typ-2-Diabetes beitragen kann.

LIGHT-Studie für Naltrexon-Bupropion (Contrave)

Die LIGHT-Studie war eine wichtige klinische Untersuchung, die darauf abzielte, die Auswirkungen des Medikaments Naltrexon-Bupropion auf das Herz-Kreislauf-Risiko bei übergewichtigen und adipösen Patienten zu bewerten. Naltrexon-Bupropion ist eine Kombinationstherapie, die häufig zur Gewichtsreduktion verschrieben wird, da sie das Verlangen nach Nahrung reduzieren und das Sättigungsgefühl erhöhen kann. Die Untersuchung des kardiovaskulären Risikoprofils dieses Medikaments war entscheidend, da Übergewicht und Adipositas selbst Risikofaktoren für Herz-Kreislauf-Erkrankungen sind.

Obwohl die LIGHT-Studie vorzeitig abgebrochen wurde, bot sie dennoch wichtige Einblicke in die Sicherheit von Naltrexon-Bupropion. Solche vorzeitigen Beendigungen sind nicht ungewöhnlich in der Welt der klinischen Forschung und bieten dennoch wichtige Lernmöglichkeiten.

Die während der Studie gesammelten Sicherheitsdaten sind von großer Bedeutung, da sie Ärzten und Patienten helfen, informierte Entscheidungen über den Einsatz von Naltrexon-Bupropion zur Gewichtsreduktion zu treffen, insbesondere bei Patienten mit bestehenden kardiovaskulären Bedingungen oder einem hohen Risiko für solche Erkrankungen. Diese Daten können Aufschluss darüber geben, ob das Medikament potenziell das Risiko für Herzinfarkte, Schlaganfälle oder andere schwerwiegende kardiovaskuläre Ereignisse erhöht.

Abschließend lässt sich sagen, dass die Ergebnisse der LIGHT-Studie, trotz des vorzeitigen Abbruchs, wertvolle Informationen über das Sicherheitsprofil von Naltrexon-Bupropion bereitgestellt haben. Diese Informationen sind entscheidend für die Weiterentwicklung von Behandlungsrichtlinien und können dazu beitragen, das Management von Patienten, die eine medikamentöse Unterstützung bei der Gewichtsabnahme suchen, sicherer zu gestalten.

Contrave

Auch Contrave wurde in klinischen Studien bewertet, die zeigten, dass es effektiv das Körpergewicht reduzieren kann.

Contrave wurde speziell zur Gewichtsreduktion entwickelt und hat in klinischen Studien positive Ergebnisse gezeigt. Der Wirkstoff Bupropion ist bekannt für seine antidepressiven Eigenschaften und die Fähigkeit, das Verlangen nach Tabak zu unterdrücken, während Naltrexon hauptsächlich in der Behandlung von Opioid- und Alkoholabhängigkeiten eingesetzt wird. Die

Kombination dieser beiden Wirkstoffe zielt darauf ab, sowohl die physiologischen als auch die psychologischen Aspekte der Nahrungsaufnahme zu beeinflussen.

In einer der klinischen Studien zu Contrave verloren die Teilnehmer, die das Medikament über ein Jahr hinweg einnahmen, durchschnittlich etwa 5% ihres Körpergewichts. Dies steht im Vergleich zu nur etwa 1% Gewichtsverlust bei den Teilnehmern, die ein Placebo erhielten. Diese erhebliche Differenz unterstreicht die Wirksamkeit von Contrave bei der Unterstützung von Gewichtsverlust.

Ein wesentlicher Vorteil von Contrave liegt in seiner Fähigkeit, das Verlangen nach Nahrung zu reduzieren und die Kontrolle über das Essverhalten zu verbessern. Dies ist besonders wertvoll für Personen, die eine starke psychologische Bindung zum Essen haben, wie zum Beispiel Menschen, die aus emotionalen Gründen essen oder Schwierigkeiten haben, ihr Sättigungsgefühl angemessen zu regulieren. Die Wirkungsweise von Contrave kann dabei helfen, die Zyklen von Heißhunger und Überessen zu durchbrechen, was eine nachhaltige Gewichtsreduktion fördert.

Darüber hinaus können die psychologischen Effekte von Bupropion, wie die Verbesserung der Stimmung und die Verringerung der Depression, dazu beitragen, dass Patienten sich während des Gewichtsverlustprozesses motivierter und weniger gestresst fühlen. Dies kann ein entscheidender Faktor für den langfristigen Erfolg bei der

Gewichtsabnahme und der Aufrechterhaltung eines gesunden Lebensstils sein.

Somit bietet Contrave eine effektive Lösung für Gewichtsmanagement, indem es sowohl auf physiologische als auch psychologische Faktoren einwirkt, die das Essverhalten beeinflussen. Diese doppelte Wirkungsweise macht es zu einem wertvollen Werkzeug für Personen, die Schwierigkeiten haben, ihr Gewicht durch Diät und Bewegung allein zu kontrollieren.

Diese Studien sind nur ein kleiner Ausschnitt aus einer großen Menge an Forschung, die sich der Bewertung der Sicherheit, Wirksamkeit und langfristigen Auswirkungen dieser Medikamente widmet. Sie tragen dazu bei, die therapeutischen Anwendungen von Abnehmspritzen zu definieren und zu verfeinern, um sicherzustellen, dass sie sowohl effektiv als auch sicher für die Patienten sind, die sie benötigen.

Sie zeigen nicht nur die Wirksamkeit dieser Medikamente bei der Gewichtsreduktion, sondern auch ihr Potenzial, weitere gesundheitliche Vorteile zu bieten, indem sie Risikofaktoren für chronische Krankheiten wie Typ-2-Diabetes und Herz-Kreislauf-Erkrankungen verringern. Diese Ergebnisse haben wesentlich dazu beigetragen, dass Abnehmspritzen als sichere und effektive Behandlungsoptionen für Adipositas und Übergewicht anerkannt werden.

Langzeitwirkungen und Nachhaltigkeit der Gewichtsreduktion

Die Nutzung von Abnehmspritzen hat sich in den letzten Jahren als eine wirksame Methode etabliert, insbesondere für Personen, die Schwierigkeiten haben, durch Diät und Bewegung allein Gewicht zu verlieren.

Die Langzeitwirkungen von Abnehmspritzen, die auf der Wirkung von GLP-1-Rezeptoragonisten basieren, sind ein weiterer wichtiger Aspekt ihrer Beliebtheit und Wirksamkeit. Die kontinuierliche Unterstützung durch diese Medikamente kann dazu beitragen, das Essverhalten auf lange Sicht zu verändern. Patienten lernen häufig, kleinere Portionen zu sich zu nehmen und fühlen sich schneller satt, was dazu beiträgt, das Gewichtsmanagement zu verbessern und zu stabilisieren. Dieser Mechanismus hilft auch, den Jojo-Effekt zu vermeiden, der häufig nach dem Ende traditioneller Diäten auftritt, da das ursprüngliche Essverhalten oft schnell wieder aufgenommen wird.

Die nachhaltige Wirksamkeit dieser Behandlungen wird zusätzlich durch Studien gestützt, die zeigen, dass Patienten, die diese Therapie langfristig anwenden, eine konstante Gewichtsreduktion oder eine erfolgreiche Gewichtsstabilisierung erleben können. Wichtig ist jedoch, dass die Anwendung solcher Spritzen als Teil eines ganzheitlichen Ansatzes gesehen wird, der auch eine

Änderung des Lebensstils und gegebenenfalls psychologische Unterstützung umfasst.

Es ist also nicht nur die direkte Wirkung auf das Essverhalten und den Stoffwechsel, die die Nachhaltigkeit dieser Behandlungen fördert, sondern auch die Anleitung und Motivation zu einer gesünderen Lebensweise, die langfristig beibehalten werden kann.

Die Dauer der Anwendung von Abnehmspritzen kann stark variieren und wird maßgeblich von der individuellen Reaktion des Patienten auf die Behandlung und das Auftreten von Nebenwirkungen beeinflusst. Medikamente wie GLP-1-Rezeptoragonisten sind grundsätzlich für eine langfristige Behandlung konzipiert, und viele klinische Studien unterstützen den Einsatz über mehrere Jahre, solange die Patienten davon profitieren und die Behandlung gut vertragen wird.

Die Frage nach der Dauer der Anwendung ist auch deshalb nicht immer einfach zu beantworten, weil Adipositas als chronische Erkrankung verstanden wird, die einer kontinuierlichen und langfristigen Managementstrategie bedarf. Die aktuellen medizinischen Leitlinien empfehlen oft, dass solche medikamentösen Therapien als Teil eines umfassenden Behandlungsplans genutzt werden sollten, der auch nach dem Erreichen des Zielgewichts fortgesetzt wird, um die erzielten Erfolge zu erhalten und ein erneutes Zunehmen zu verhindern.

Die Integration von Lebensstiländerungen ist ein wichtiger Aspekt dieser Behandlungen. Die medikamentöse

Unterstützung kann dabei helfen, die notwendigen Anpassungen in der Ernährung und im Bewegungsverhalten zu erleichtern, indem sie das Hungergefühl reduziert und die Sättigung fördert. Langfristig ist es jedoch das Ziel, dass Patienten diese Verhaltensänderungen internalisieren und auch ohne medikamentöse Unterstützung aufrechterhalten.

Wenn die Anwendung der Abnehmspritzen beendet wird, ist es wichtig, dass die erlernten Verhaltensweisen zur gesunden Ernährung und regelmäßigen körperlichen Aktivität beibehalten werden. Ohne diese fortgesetzten Anstrengungen besteht tatsächlich die Gefahr eines Rückfalls in alte Muster und somit des Wiederzunehmens. Daher sollte die Entscheidung, die Behandlung zu beenden, immer wohlüberlegt und idealerweise in Absprache mit einem medizinischen Betreuer erfolgen, um einen planvollen Übergang und eine fortwährende Unterstützung zu gewährleisten.

Die Langzeitanwendung von Abnehmspritzen ist also grundsätzlich sinnvoll, aber sie erfordert naturgemäß eine kontinuierliche medizinische Überwachung. Dies ist notwendig, um mögliche Nebenwirkungen oder Langzeitkomplikationen zu überwachen. Zu den häufigsten Nebenwirkungen gehören Übelkeit, Erbrechen, Durchfall und eine mögliche Reizung an der Injektionsstelle. Ernstere, aber seltene Risiken können Pankreatitis, Gallenblasenerkrankungen und sogar seltene Formen von Schilddrüsenkrebs umfassen.

Für eine effektive und nachhaltige Gewichtsreduktion sollten diese Spritzen letztlich als wichtiger Teil eines umfassenden Behandlungsplans verwendet werden. Dieser Plan sollte auch eine Ernährungsumstellung, regelmäßige körperliche Aktivität und psychologische Unterstützung umfassen. Durch die Kombination dieser Maßnahmen wird nicht nur das Gewicht reduziert, sondern auch das Risiko für Gewichtszunahme in der Zukunft minimiert.

Risiken und Nebenwirkungen

Abnehmspritzen sind eine zunehmend populäre und oftmals sehr sinnvolle Methode zur Unterstützung der Gewichtsreduktion. Die Verwendung dieser Medikamente birgt jedoch auch potenzielle Nebenwirkungen und Risiken, die sowohl kurz- als auch langfristig relevant sein können.

Häufige Nebenwirkungen

Abnehmspritzen, insbesondere solche, die auf GLP-1-Rezeptoragonisten basieren, führen häufig zu gastrointestinalen Beschwerden.

Die Anpassung des Körpers an das Medikament kann eine Weile dauern, und während dieser Zeit können Symptome wie Übelkeit, Erbrechen, Durchfall und Verstopfung auftreten. Diese Effekte verringern sich häufig nach einer Eingewöhnungsphase, da der Körper eine gewisse Toleranz gegenüber dem Wirkstoff entwickelt. Dies ist ein wichtiger Aspekt, den Patienten im Auge behalten sollten, da eine gute Symptomkontrolle und eine Anpassung der Lebensweise dazu beitragen können, die Anfangsphase der Behandlung besser zu managen.

Zusätzlich zu den Verdauungsproblemen können Kopfschmerzen, Schwindel und eine erhöhte Herzfrequenz als Nebenwirkungen auftreten. Diese Symptome sind ebenfalls Teil der Anpassungsreaktion des Körpers auf das Medikament. Kopfschmerzen und Schwindel können durch Veränderungen in der Blutzirkulation und Hydratation verursacht werden, die durch die Medikation induziert werden. Die erhöhte Herzfrequenz kann durch die stimulierende Wirkung des Medikaments auf das Herz-Kreislauf-System hervorgerufen werden.

Es ist von hoher Bedeutung, dass Patienten, die diese Nebenwirkungen erleben, engmaschig medizinisch betreut werden. Eine regelmäßige Überwachung durch Gesundheitsdienstleister hilft dabei, die Nebenwirkungen im Blick zu behalten und rechtzeitig zu reagieren, falls Anpassungen der Therapie notwendig sind. Das kann eine Anpassung der Dosis oder auch einen Wechsel des Medikaments einschließen, besonders wenn die Nebenwirkungen anhalten oder besonders belastend sind.

Eine enge Zusammenarbeit mit dem behandelnden Arzt ist daher essenziell, um eine sichere und effektive Behandlung zu gewährleisten. Der Arzt kann gegebenenfalls therapeutische Anpassungen vornehmen, um die Verträglichkeit des Medikaments zu verbessern und die Lebensqualität des Patienten während der Behandlung zu erhöhen.

Seltene Nebenwirkungen

Die seltenen Nebenwirkungen von Medikamenten, die GLP-1-Rezeptoragonisten enthalten, können schwerwiegend sein und langfristige gesundheitliche Probleme verursachen.

Pankreatitis

Die Verbindung zwischen der Anwendung von GLP-1-Rezeptoragonisten und dem Auftreten von Pankreatitis ist ein kritischer Punkt in der Betrachtung dieser Medikamente zur Gewichtsreduktion.

Pankreatitis, eine Entzündung der Bauchspeicheldrüse, ist eine potenziell lebensbedrohliche Erkrankung, die akut oder chronisch auftreten kann. Die Symptome einer akuten Pankreatitis umfassen starke Bauchschmerzen, Übelkeit, Erbrechen, Fieber und einen schnellen Puls. Chronische Pankreatitis kann zu anhaltenden Bauchschmerzen, Verdauungsstörungen und sogar zu Diabetes führen, da die Bauchspeicheldrüse im Laufe der Zeit geschädigt wird.

Die genauen Mechanismen, durch die GLP-1-Rezeptoragonisten eine Pankreatitis verursachen könnten, sind noch nicht vollständig verstanden. Einige Theorien schlagen vor, dass diese Medikamente die Sekretion von Verdauungsenzymen beeinflussen könnten, was zu einer vorzeitigen Aktivierung dieser Enzyme führt und die Bauchspeicheldrüse angreift. Es könnte auch eine Rolle spielen, dass die Medikamente die Durchblutung der Bauchspeicheldrüse beeinträchtigen, was zu einer Entzündung führen könnte.

Für Patienten mit einer Vorgeschichte von Bauchspeicheldrüsenerkrankungen oder jene, die Risikofaktoren für Pankreatitis aufweisen (wie bestimmte Ernährungsgewohnheiten oder Alkoholkonsum), ist die Verwendung von GLP-1-Rezeptoragonisten mit besonderer Vorsicht zu betrachten. Diese Patienten sollten engmaschig überwacht werden, und bei den ersten Anzeichen von Symptomen, die auf eine mögliche Pankreatitis hindeuten, sollten sofort medizinische Maßnahmen ergriffen werden.

Die Entscheidung zur Anwendung dieser Medikamente sollte immer auf einer individuellen Nutzen-Risiko-Bewertung basieren, wobei die gesundheitliche Vorgeschichte des Patienten, mögliche Alternativen zur Gewichtsreduktion und die Schwere der Fettleibigkeit berücksichtigt werden müssen. Ein sorgfältiges Monitoring während der Therapie ist unerlässlich, um das Wohlergehen der Patienten zu sichern und schwere Komplikationen wie Pankreatitis frühzeitig zu erkennen und zu behandeln.

Gallenblasenerkrankungen

Gallenblasenerkrankungen sind eine weitere mögliche Nebenwirkung der Verwendung von Abnehmspritzen, insbesondere in Verbindung mit schnellen Gewichtsverlustprozessen. Gallensteine und Cholezystitis (eine Entzündung der Gallenblase) sind zwei häufige Erkrankungen, die in diesem Kontext auftreten können.

Gallensteine bilden sich, wenn sich feste Partikel in der Gallenflüssigkeit ansammeln und verhärten. Diese Steine können variieren in Größe und Zusammensetzung, wobei Cholesterinsteine am häufigsten sind. Die Gallenblase dient der Speicherung von Galle, die von der Leber produziert wird und zur Fettverdauung benötigt wird. Bei starkem Gewichtsverlust kann die Zusammensetzung der Galle sich verändern, was die Bildung von Gallensteinen begünstigt. Wenn der Gewichtsverlust sehr schnell erfolgt, kann dies das Risiko erhöhen, weil die Gallenblase weniger häufig entleert wird und die Galle länger in der Gallenblase verweilt, wodurch die Wahrscheinlichkeit von Steinbildung steigt.

Cholezystitis tritt auf, wenn Gallensteine den Abfluss der Galle blockieren, was zu einer Entzündung führt. Diese Blockade kann starke Schmerzen im rechten oberen Bauchbereich, Fieber und Erbrechen verursachen. Eine unbehandelte Cholezystitis kann zu schwerwiegenderen Komplikationen führen, einschließlich der Ruptur der Gallenblase.

Die Behandlung von Gallenblasenerkrankungen umfasst oft die Verwaltung von Schmerzmitteln und, in einigen Fällen, die Entfernung der Gallenblase durch einen chirurgischen Eingriff, bekannt als Cholezystektomie. Die Vorbeugung von Gallensteine und Cholezystitis bei Patienten, die eine Gewichtsreduktionstherapie mit GLP-1-Rezeptoragonisten durchführen, erfordert möglicherweise eine weniger aggressive

Gewichtsreduktionsstrategie, um abrupte Veränderungen in der Gallenblase zu vermeiden.

Für Patienten, die Abnehmspritzen verwenden und ein Risiko für Gallenblasenerkrankungen haben, kann es ratsam sein, den Gewichtsverlustprozess zu moderieren und eine Diät zu wählen, die regelmäßige Mahlzeiten beinhaltet, um die Gallenblase regelmäßig zu entleeren. Eine engmaschige medizinische Überwachung ist ebenfalls wichtig, um frühzeitig auf Anzeichen von Gallenblasenerkrankungen reagieren zu können.

Nierenprobleme

Nierenprobleme stellen eine weitere Problematik bei der Verwendung von GLP-1-Rezeptoragonisten dar, insbesondere für Personen, die bereits unter eingeschränkter Nierenfunktion leiden. Diese Medikamente können die Nierenfunktion beeinflussen und bestehende Nierenprobleme verschärfen.

Die Nieren spielen eine zentrale Rolle bei der Filtration und Ausscheidung von Abfallstoffen aus dem Blut sowie bei der Regulierung des Flüssigkeits- und Elektrolythaushalts. Eine Verschlechterung der Nierenfunktion kann zu einer Ansammlung von Toxinen im Körper führen, was eine Vielzahl von Gesundheitsproblemen verursachen kann.

Die möglichen Mechanismen, durch die GLP-1-Rezeptoragonisten Nierenprobleme verursachen oder verschlimmern können, umfassen:

- Dehydratation: Durch Nebenwirkungen wie Übelkeit und Erbrechen kann es zu Flüssigkeitsverlusten kommen, die die Nieren belasten.
- Veränderte Blutzirkulation: Die Medikamente können die Blutzirkulation in den Nieren beeinflussen, was die Nierenfunktion beeinträchtigen kann.
- Direkte Toxizität: Es gibt Hinweise darauf, dass einige GLP-1-Rezeptoragonisten möglicherweise direkt toxische Wirkungen auf die Nierenzellen haben können.

Für Patienten, die bereits unter Nierenfunktionsstörungen leiden, ist es wichtig, die Nierenfunktion sorgfältig zu überwachen, während sie mit GLP-1-Rezeptoragonisten behandelt werden. Dazu gehören regelmäßige Blutuntersuchungen, um die Nierenfunktion zu überprüfen, insbesondere die Kreatinin- und Harnstoffwerte im Blut, sowie Urinanalysen zur Beurteilung der Eiweißausscheidung und anderer Nierenfunktionen.

Eine Verschlechterung der Nierenfunktion während der Behandlung kann erfordern, dass die Dosis der Medikation angepasst oder die Behandlung ganz abgesetzt wird. Darüber hinaus sollten Maßnahmen ergriffen werden, um eine ausreichende Hydratation zu gewährleisten und Risikofaktoren, die zu Nierenbelastungen führen können, zu minimieren.

In Fällen, in denen eine Verschlechterung der Nierenfunktion festgestellt wird, sollte eine umfassende

Bewertung durch einen Nephrologen oder einen entsprechenden Facharzt erfolgen, um geeignete Behandlungsoptionen zu diskutieren und das Risiko weiterer Schäden zu minimieren. Dies unterstreicht die Bedeutung einer ganzheitlichen Betreuung und sorgfältigen Überwachung von Patienten, die diese potenziell lebensverändernden Medikamente verwenden.

Schilddrüsenkarzinom

Das erhöhte Risiko für Schilddrüsenkarzinom, insbesondere das medulläre Schilddrüsenkarzinom, bei der Anwendung von GLP-1-Rezeptoragonisten ist eine weitere ebenso ernsthafte wie seltene Nebenwirkung, die besondere Aufmerksamkeit erfordert. Diese Bedenken stammen aus präklinischen Studien, in denen eine erhöhte Rate von Schilddrüsentumoren bei Nagetieren beobachtet wurde, die mit GLP-1-Rezeptoragonisten behandelt wurden. Obwohl solche Ergebnisse nicht immer direkt auf den Menschen übertragbar sind, hat dies zu einer erhöhten Wachsamkeit und Vorsicht bei der Verschreibung dieser Medikamente geführt.

Medulläres Schilddrüsenkarzinom ist eine seltene Form des Schilddrüsenkrebses, die aus den parafollikulären Zellen (C-Zellen) der Schilddrüse entsteht. Diese Art von Krebs kann aggressiv sein und schwierig zu behandeln, wenn er sich ausgebreitet hat. Der Zusammenhang zwischen GLP-1-Rezeptoragonisten und dem Risiko für medulläres Schilddrüsenkarzinom wird als eine potenzielle direkte Stimulation des Zellwachstums durch das Medikament gesehen.

Für Patienten mit einer familiären Vorgeschichte von medullärem Schilddrüsenkarzinom oder die an multipler endokriner Neoplasie Typ 2 (MEN 2) leiden, wird die Verwendung von GLP-1-Rezeptoragonisten in der Regel nicht empfohlen. MEN 2 ist eine genetische Erkrankung, die mit einem hohen Risiko für medulläres Schilddrüsenkarzinom sowie anderen endokrinen Störungen verbunden ist.

Patienten, die mit GLP-1-Rezeptoragonisten behandelt werden, sollten über mögliche Symptome von Schilddrüsenproblemen aufgeklärt werden, wie beispielsweise eine Schwellung oder Knoten im Halsbereich, Heiserkeit, Schluckbeschwerden oder Atemprobleme. Regelmäßige Schilddrüsenuntersuchungen können Teil des Überwachungsplans sein, insbesondere bei Patienten mit erhöhtem Risiko.

Somit lässt sich sagen, dass das potenzielle Risiko für Schilddrüsenkarzinom eine ernste Überlegung bei der Verwendung von GLP-1-Rezeptoragonisten darstellt und eine genaue Abwägung des Nutzen-Risiko-Verhältnisses durch den behandelnden Arzt erfordert, insbesondere bei Risikogruppen.

Diabetische Retinopathie

Diabetische Retinopathie ist eine weitere ernsthafte Komplikation des Diabetes, die durch Schädigung der Blutgefäße der Netzhaut verursacht wird und zu Sehverlust führen kann. Während GLP-1-Rezeptoragonisten in erster Linie zur Behandlung von Typ-2-Diabetes und zur Gewichtsreduktion eingesetzt werden und viele positive Effekte auf den Blutzuckerspiegel und das allgemeine Stoffwechselprofil haben, gibt es Berichte, die eine Assoziation zwischen der Anwendung dieser Medikamente und der Entwicklung oder Verschlechterung einer diabetischen Retinopathie nahelegen.

Die genauen Mechanismen, durch die GLP-1-Rezeptoragonisten zur Retinopathie beitragen könnten, sind nicht vollständig geklärt. Eine Theorie schlägt vor, dass rasche Veränderungen in den Blutzuckerwerten, wie sie durch die starke blutzuckersenkende Wirkung der GLP-1-Rezeptoragonisten verursacht werden können, zu einer Destabilisierung der retinalen Blutgefäße führen könnten. Eine andere Möglichkeit könnte sein, dass die Medikamente indirekte Effekte auf das Gefäßsystem haben, die zu einer Verschlechterung der retinalen Gesundheit führen.

Aufgrund dieser potenziellen Risiken ist es wichtig, dass Patienten, die GLP-1-Rezeptoragonisten verwenden und bereits an Typ-2-Diabetes leiden, regelmäßig augenärztlich untersucht werden. Dies umfasst in der Regel jährliche Fundusuntersuchungen. Dabei wird der

Augenhintergrund nach Anzeichen von Schäden an den Blutgefäßen untersucht. Hinzu kommt ggf. eine optische Kohärenztomographie (OCT), eine bildgebende Untersuchung, die detaillierte Bilder der Strukturen des Auges liefert und frühzeitige Anzeichen einer Schädigung erkennen kann.

Für Patienten mit bestehenden Augenerkrankungen oder solche, die Risikofaktoren für die Entwicklung einer diabetischen Retinopathie aufweisen, können diese Untersuchungen häufiger erforderlich sein. Es ist auch ratsam, dass alle Patienten, die GLP-1-Rezeptoragonisten verwenden, über die Symptome der diabetischen Retinopathie informiert werden, wie verschwommenes Sehen, Schwierigkeiten beim Farbsehen, Dunkelwerden oder leere Bereiche im Sichtfeld und plötzliches Auftreten von Flecken oder "schwebenden" Punkten, die auf Blutungen im Auge hinweisen können.

Durch regelmäßige Überwachung und frühzeitige Erkennung können die Risiken einer schwerwiegenden Sehbehinderung minimiert und eine angemessene Behandlung eingeleitet werden, falls erforderlich.

Angesichts dieser seltenen, aber potenziell schwerwiegenden Nebenwirkungen ist es wichtig, dass sowohl Ärzte als auch Patienten gut informiert sind und regelmäßige gesundheitliche Überprüfungen durchführen, um sicherzustellen, dass die Behandlung sicher bleibt. Bei Anzeichen dieser schweren Nebenwirkungen sollte sofort medizinische Hilfe in Anspruch genommen werden, und die Behandlung sollte entsprechend angepasst werden.

Langfristige Gesundheitsrisiken durch Abnehmspritzen

Die langfristige Nutzung von Abnehmspritzen, insbesondere jenen, die GLP-1-Rezeptoragonisten enthalten, birgt unter Umständen potenzielle Gesundheitsrisiken, die bei der Behandlungsentscheidung berücksichtigt werden sollten. Diese Medikamente wirken durch die Stimulation des GLP-1-Rezeptors, was zu einer verbesserten Insulinausschüttung, einer verringerten Glukagonfreisetzung und einer verzögerten Magenentleerung führt. Diese Mechanismen unterstützen nicht nur die Gewichtsreduktion, sondern haben auch Auswirkungen auf verschiedene Organsysteme, die bei langfristiger Anwendung zu Bedenken führen.

Risiken für bestimmte Organsysteme

- Nierenfunktion: Wie bereits erwähnt, können GLP-1-Rezeptoragonisten bei Personen mit vorbestehender Nierenschwäche zusätzlichen Stress auf die Nieren ausüben. Die möglichen Mechanismen hierfür umfassen Dehydratation durch Übelkeit oder Erbrechen sowie direkte Auswirkungen auf die Nierenfunktion. Eine langfristige Anwendung könnte das Risiko für Nierenschäden erhöhen, was eine regelmäßige Überwachung der Nierenfunktion erforderlich macht.

- Pankreatitis: Das Risiko einer chronischen oder wiederkehrenden Pankreatitis ist ebenfalls eine ernsthafte Überlegung, insbesondere für Patienten, die bereits eine Vorgeschichte dieser Erkrankung haben. Die Stimulation des GLP-1-Rezeptors könnte potenziell zu einer Veränderung in der Sekretion von Verdauungsenzymen führen, was das Risiko für Entzündungen erhöhen kann.

Langfristige hormonelle und zelluläre Auswirkungen

- Hormonelles Gleichgewicht: Die chronische Anwendung von GLP-1-Rezeptoragonisten beeinflusst das hormonelle Gleichgewicht, insbesondere die Hormone, die mit dem Glukosemetabolismus verbunden sind. Dies könnte langfristige Auswirkungen auf den Metabolismus haben, deren vollständige Konsequenzen noch nicht bekannt sind.
- Zellwachstumsregulation: Einige Studien deuten darauf hin, dass die langfristige Stimulation des GLP-1-Rezeptors das Wachstum bestimmter Zelltypen beeinflussen könnte, was potenziell das Risiko für bestimmte Krebsarten, wie das medulläre Schilddrüsenkarzinom, erhöht. Diese Bedenken basieren vor allem auf tierexperimentellen Studien und erfordern weitere Forschung, um ihre Relevanz beim Menschen zu verstehen.

Empfehlungen für langfristige Nutzung

Aufgrund dieser potenziellen Risiken wird generell empfohlen, dass die Verwendung von GLP-1-Rezeptoragonisten sorgfältig überwacht wird, besonders bei Patienten mit Vorerkrankungen oder Risikofaktoren für die oben genannten Bedingungen. Regelmäßige medizinische Untersuchungen, einschließlich Bluttests und funktionelle Tests der betroffenen Organsysteme, sind entscheidend, um mögliche schädliche Auswirkungen frühzeitig zu erkennen und die Behandlung entsprechend anzupassen.

Eine ganzheitliche Betrachtung der Patientengesundheit und regelmäßige Abwägung des Nutzen-Risiko-Verhältnisses der Therapie sind wesentlich, um sicherzustellen, dass die Vorteile der Gewichtsreduktion die potenziellen langfristigen Risiken überwiegen. In einigen Fällen könnte dies bedeuten, alternative Therapien zu erwägen oder die Dosierung anzupassen, um das Risiko für langfristige Gesundheitsschäden zu minimieren.

Risiken für bestimmte Organsysteme

Die Nutzung von GLP-1-Rezeptoragonisten kann bei Personen mit vorbestehender **Nierenschwäche** zusätzlichen Stress auf die Nieren ausüben, da diese Medikamente sowohl direkte als auch indirekte Auswirkungen auf die Nierenfunktion haben können.

Zu den indirekten Effekten zählt die Dehydratation, die durch Nebenwirkungen wie Übelkeit und Erbrechen verursacht wird. Diese Symptome sind besonders zu Beginn der Therapie verbreitet und können die Nieren belasten, da ihnen weniger Flüssigkeit für die notwendigen Filtrationsprozesse zur Verfügung steht. Die direkten Auswirkungen der Medikamente auf die Nierenfunktion sind noch nicht vollständig geklärt, aber es wird angenommen, dass sie die Art und Weise, wie Blut durch die Nieren fließt und gefiltert wird, beeinflussen könnten.

Bei langfristiger Anwendung dieser Medikamente besteht die Sorge, dass die kumulativen Effekte zu einer fortschreitenden Verschlechterung der Nierenfunktion führen könnten, insbesondere bei Patienten, die bereits unter eingeschränkter Nierenfunktion leiden. Dies kann das Risiko für ernsthafte Erkrankungen wie chronische Nierenerkrankung oder sogar Nierenversagen erhöhen. Aus diesem Grund ist es entscheidend, die Nierenfunktion regelmäßig zu überwachen. Dies beinhaltet Blutuntersuchungen zur Bestimmung von Serumkreatinin und der glomerulären Filtrationsrate, die wichtige Indikatoren für die Nierenleistung sind. Zusätzliche Urinanalysen können ebenfalls durchgeführt werden, um frühzeitig Anzeichen von Nierenschäden zu erkennen, wie zum Beispiel das Vorhandensein von Protein im Urin.

Bei Anzeichen einer Verschlechterung der Nierenfunktion kann es notwendig werden, die Dosierung der Medikamente anzupassen oder sogar eine alternative Behandlung zu erwägen. Solche Entscheidungen sollten in enger Zusammenarbeit mit einem Arzt getroffen werden, um die Sicherheit und Wirksamkeit der Behandlung zu gewährleisten und die Gesundheit sowie die Lebensqualität der Patienten zu schützen.

Die Bedenken hinsichtlich des Risikos einer chronischen oder wiederkehrenden **Pankreatitis** bei der Verwendung von GLP-1-Rezeptoragonisten sind ebenfalls besonders relevant für Patienten, die bereits eine Vorgeschichte dieser Erkrankung haben. Diese Medikamente, die häufig zur Behandlung von Typ-2-Diabetes und zur Unterstützung der Gewichtsreduktion eingesetzt werden, wirken durch die Stimulation des GLP-1-Rezeptors, was verschiedene physiologische Reaktionen im Körper hervorruft, darunter auch die Beeinflussung der Sekretion von Verdauungsenzymen.

Die Stimulation des GLP-1-Rezeptors kann eine erhöhte Sekretion von Verdauungsenzymen aus der Bauchspeicheldrüse bewirken, bevor Nahrung den Darm erreicht, was zu einer vorzeitigen Aktivierung dieser Enzyme führen kann. Normalerweise werden diese Enzyme erst im Darm aktiv, wo sie sicher wirken können, um Nahrung zu verdauen. Wenn sie jedoch zu früh aktiviert werden, können sie stattdessen das Gewebe der Bauchspeicheldrüse angreifen, was zu Entzündungen führt. Dieser Mechanismus könnte das Risiko für die Entwicklung oder Verschlimmerung einer Pankreatitis bei Patienten erhöhen, die GLP-1-Rezeptoragonisten verwenden.

Die Behandlung und das Management von Patienten, die anfällig für Pankreatitis sind und GLP-1-

Rezeptoragonisten verwenden, erfordern daher eine besonders sorgfältige Überwachung. Zu den Symptomen einer Pankreatitis zählen starke Bauchschmerzen, die bis in den Rücken ausstrahlen können, Übelkeit, Erbrechen, Fieber und eine schnelle Herzfrequenz. Bei Auftreten dieser Symptome sollten Patienten sofort medizinische Hilfe in Anspruch nehmen.

Darüber hinaus sollte der medizinische Betreuer die Risiken und Vorteile der Fortsetzung der Therapie mit GLP-1-Rezeptoragonisten sorgfältig abwägen. In einigen Fällen kann es notwendig sein, die Behandlung anzupassen oder alternative therapeutische Ansätze zu wählen, um das Risiko einer Pankreatitis zu minimieren. Diese Entscheidungen sollten auf einer individuellen Basis getroffen werden, wobei die gesamte medizinische Vorgeschichte und die persönlichen Umstände des Patienten berücksichtigt werden, um eine sichere und effektive Behandlung zu gewährleisten.

Langfristige hormonelle und zelluläre Auswirkungen

Die langfristige Anwendung von GLP-1-Rezeptoragonisten und deren Einfluss auf das hormonelle Gleichgewicht stellen eine wichtige Überlegung für die Behandlung, insbesondere bei chronischen Zuständen wie Typ-2-Diabetes und Adipositas, dar.

Diese Medikamente regulieren nicht nur den Blutzuckerspiegel durch die Beeinflussung der Insulinsekretion und die Verzögerung der Magenentleerung, sondern haben auch Auswirkungen auf verschiedene Hormone, die an der Regulierung des Glukosemetabolismus beteiligt sind.

GLP-1-Rezeptoragonisten stimulieren die Sekretion von Insulin, einem Schlüsselhormon, das hilft, den Blutzuckerspiegel nach einer Mahlzeit zu regulieren, indem es die Aufnahme von Glukose durch die Zellen fördert. Gleichzeitig unterdrücken diese Medikamente die Freisetzung von Glukagon, einem Hormon, das von der Bauchspeicheldrüse produziert wird, um den Blutzucker zu erhöhen, indem es die Freisetzung von gespeichertem Zucker aus der Leber fördert. Durch die Senkung der Glukagonsekretion tragen GLP-1-Rezeptoragonisten zur Verringerung der hepatischen Glukoseproduktion bei, was den Blutzuckerspiegel weiter senkt.

Diese Veränderungen im Insulin- und Glukagonhaushalt können zu einer effektiven Kontrolle des Blutzuckerspiegels führen, aber die langfristigen Auswirkungen dieser hormonellen Veränderungen sind noch nicht vollständig verstanden. Es besteht die Möglichkeit, dass die chronische Beeinflussung dieser Hormone andere Stoffwechselwege beeinträchtigt, etwa den Fettstoffwechsel oder die Energiehomöostase, was potenziell zu unerwünschten Effekten führen könnte.

Zudem könnten diese Medikamente Einfluss auf das Körpergewicht haben, indem sie das Sättigungsgefühl erhöhen und somit zur Gewichtsreduktion beitragen. Dieser Effekt ist größtenteils positiv, allerdings könnte eine anhaltende Manipulation der Sättigungshormone und des Energiemetabolismus langfristig das natürliche Gleichgewicht von Hunger und Sättigung stören.

Angesichts dieser potenziellen Auswirkungen ist es wichtig, dass Ärzte und Patienten die hormonellen Effekte von GLP-1-Rezeptoragonisten sorgfältig überwachen und regelmäßige Bewertungen durchführen, um mögliche negative Auswirkungen auf den Metabolismus frühzeitig zu erkennen und zu managen. Die Entscheidung zur Fortführung dieser Therapie sollte immer die individuelle Reaktion des Patienten berücksichtigen, sowie eine kontinuierliche Beurteilung des Nutzen-Risiko-Verhältnisses umfassen, um die optimale langfristige Gesundheit und das Wohlbefinden des Patienten sicherzustellen.

Die langfristige Stimulation des GLP-1-Rezeptors durch bestimmte Diabetes- und Gewichtsmanagementmedikamente könnte außerdem nach einigen Studien das Zellwachstum beeinflussen und potenziell das Risiko für bestimmte Krebsarten erhöhen, darunter das medulläre Schilddrüsenkarzinom. Diese Befunde stammen überwiegend aus tierexperimentellen Untersuchungen, was die Interpretation und Übertragbarkeit der Ergebnisse auf den Menschen erschwert.

In den tierexperimentellen Studien wurde im Übrigen beobachtet, dass die Aktivierung des GLP-1-Rezeptors nicht nur metabolische Prozesse beeinflusst, sondern auch das Wachstum und die Differenzierung bestimmter Zelltypen fördert. Insbesondere im Bereich der Schilddrüse zeigten einige Studien eine erhöhte Rate von C-Zell-Hyperplasien und Tumoren bei Nagetieren. C-Zellen sind für die Produktion von Calcitonin verantwortlich, und ihre Hyperaktivität kann zu medullärem Schilddrüsenkarzinom führen, einem seltenen, aber oft aggressiven Krebstyp.

Die Relevanz dieser Befunde für den Menschen bleibt umstritten. Während diese tierbasierten Daten eine potenzielle Risikoerhöhung anzeigen, sind vergleichbare Effekte in der klinischen Anwendung bei Menschen nicht eindeutig belegt. Dennoch führen solche Ergebnisse zu einer erhöhten Vorsicht und einer genaueren Überwachung von Patienten, die mit GLP-1-Rezeptoragonisten behandelt werden, insbesondere bei solchen mit einer familiären Vorgeschichte von medullärem Schilddrüsenkarzinom oder genetischen Erkrankungen wie der multiplen endokrinen Neoplasie Typ 2, bei denen das Risiko für solche Krebsarten bereits erhöht ist.

Angesichts dieser potenziellen Risiken wird empfohlen, dass Patienten, die GLP-1-Rezeptoragonisten verwenden, regelmäßige Schilddrüsenuntersuchungen durchführen lassen sollten, um frühzeitig Anzeichen einer C-Zell-Hyperplasie oder andere abnorme Veränderungen zu erkennen. Gleichzeitig ist eine fortgesetzte wissenschaftliche Forschung notwendig, um die Mechanismen zu verstehen, durch die diese Medikamente das Zellwachstum beeinflussen, und um festzustellen, wie groß das Risiko für Menschen tatsächlich ist. Diese Erkenntnisse sind entscheidend, um die Sicherheit der Therapie mit GLP-1-Rezeptoragonisten zu gewährleisten und um informierte therapeutische Entscheidungen zu treffen, die den langfristigen Nutzen gegen potenzielle Risiken abwägen.

Kontraindikationen

Die Verwendung von Abnehmspritzen, insbesondere jenen, die GLP-1-Rezeptoragonisten enthalten, ist bei bestimmten Patientengruppen kontraindiziert aufgrund des erhöhten Risikos für schwere Nebenwirkungen oder Komplikationen. Zu den wichtigen Kontraindikationen gehören:

- Medulläres Schilddrüsenkarzinom und Multiple Endokrine Neoplasie Typ 2 (MEN 2): Personen mit einer persönlichen oder familiären Vorgeschichte dieser Erkrankungen sollten GLP-1-Rezeptoragonisten meiden. Das medulläre Schilddrüsenkarzinom ist eine seltene Form des Schilddrüsenkrebses, der aus den C-Zellen der Schilddrüse entsteht. MEN 2 ist eine genetische Erkrankung, die zu verschiedenen Formen von endokrinen Neoplasien führt, einschließlich medullärem Schilddrüsenkarzinom. Die Verwendung von GLP-1-Rezeptoragonisten könnte das Risiko für die Entwicklung dieser Krebsarten aufgrund der möglichen stimulierenden Wirkung auf das Wachstum von C-Zellen erhöhen.
- Schwere Niereninsuffizienz: Patienten mit schwerer Niereninsuffizienz oder Nierenerkrankungen sollten ebenfalls vorsichtig sein oder

GLP-1-Rezeptoragonisten meiden. Wie zuvor erwähnt, können diese Medikamente die Nierenfunktion zusätzlich belasten, besonders bei bereits vorhandener Nierenschwäche. Eine verschlechterte Nierenfunktion kann die Ausscheidung des Medikaments beeinträchtigen und zu einer Akkumulation führen, was das Risiko für Nebenwirkungen erhöht.

- Pankreatitis: Patienten, die an Pankreatitis leiden oder eine Geschichte dieser Erkrankung haben, sollten von der Verwendung von GLP-1-Rezeptoragonisten absehen. Die Medikamente können das Risiko einer erneuten Pankreatitis oder einer Verschlechterung des Zustands erhöhen, da sie die Sekretion von Verdauungsenzymen beeinflussen können, was zu Entzündungen führen kann.
- Gastrointestinale Erkrankungen: Patienten mit schweren gastrointestinalen Erkrankungen sollten die Anwendung von GLP-1-Rezeptoragonisten mit Vorsicht genießen. Da diese Medikamente häufig Nebenwirkungen wie Übelkeit, Erbrechen, Durchfall und Verstopfung verursachen können, können sie bestehende Erkrankungen wie das Reizdarmsyndrom, Colitis ulcerosa oder Morbus Crohn verschlimmern.
- Schwangerschaft und Stillzeit: Es gibt unzureichende Daten über die Sicherheit von GLP-1-Rezeptoragonisten während der Schwangerschaft und Stillzeit. Aus Vorsicht sollten diese

Medikamente während dieser Zeiten vermieden werden, es sei denn, der Nutzen überwiegt deutlich das Risiko für das ungeborene Kind oder den Säugling.
- Herz-Kreislauf-Erkrankungen: Obwohl GLP-1-Rezeptoragonisten einige positive Effekte auf das Herz-Kreislauf-System haben können, sollten Personen mit schweren Herz-Kreislauf-Erkrankungen wie fortgeschrittener Herzinsuffizienz oder instabiler Angina Pectoris die Nutzung dieser Medikamente nur unter strenger medizinischer Überwachung in Betracht ziehen.
- Schwere Lebererkrankungen: Personen mit schweren Lebererkrankungen sollten ebenfalls Vorsicht walten lassen oder die Verwendung von GLP-1-Rezeptoragonisten meiden. Die Leber spielt eine zentrale Rolle im Stoffwechsel vieler Medikamente, und eine beeinträchtigte Leberfunktion kann die Verarbeitung dieser Wirkstoffe beeinflussen, was zu erhöhten Konzentrationen im Körper und potenziell zu toxischen Wirkungen führen kann.
- Schwere allergische Reaktionen: Patienten, die in der Vergangenheit schwere allergische Reaktionen auf Bestandteile des GLP-1-Rezeptoragonisten gezeigt haben, sollten diese Medikamente nicht verwenden. Allergische Reaktionen können von Hautausschlägen bis hin zu Anaphylaxie reichen, einer potenziell lebensbedrohlichen Reaktion.

- Alkoholmissbrauch: Personen, die aktuell Alkohol missbrauchen oder eine Geschichte des Alkoholmissbrauchs haben, sollten ebenfalls vorsichtig sein, da Alkohol die Bauchspeicheldrüse belasten und das Risiko einer Pankreatitis weiter erhöhen kann. GLP-1-Rezeptoragonisten können dieses Risiko zusätzlich verstärken.

Für Patienten, die unter einer der oben genannten Bedingungen leiden, ist es wichtig, alternative Behandlungsmethoden in Betracht zu ziehen und eng mit Gesundheitsdienstleistern zusammenzuarbeiten, um einen sicheren und effektiven Behandlungsplan zu entwickeln. Diese Vorsichtsmaßnahmen helfen, das Risiko schwerwiegender Komplikationen zu minimieren und die Gesundheit der Patienten zu schützen.

Vorsichtsmaßnahmen

Bei der Verwendung von GLP-1-Rezeptoragonisten ist es unerlässlich, besondere Vorsichtsmaßnahmen zu beachten, vor allem bei Personen, die bereits unter chronischen Erkrankungen leiden. Diese Medikamente können bestehende gesundheitliche Probleme potenziell verschärfen. Daher ist eine umfassende und regelmäßige Überwachung durch medizinisches Fachpersonal von entscheidender Bedeutung, um die Sicherheit und Effektivität der Behandlung zu gewährleisten.

Die regelmäßige Überwachung sollte folgende Aspekte beinhalten:

- Bluttests: Diese sind essenziell, um Veränderungen in Blutzuckerwerten, Nierenfunktion, Leberfunktion und anderen wichtigen Parametern zu überwachen, die durch die Medikation beeinflusst werden könnten. Bluttests helfen auch, die Wirksamkeit der Behandlung zu bewerten und frühzeitig Anzeichen von Komplikationen zu erkennen.
- Überwachung der Nierenfunktion: Da GLP-1-Rezeptoragonisten bei Patienten mit Niereninsuffizienz zu weiteren Schädigungen führen können, ist es besonders wichtig, die Nierenfunktion regelmäßig zu überprüfen. Tests wie die Messung des Serumkreatinins und der Berechnung der glomerulären Filtrationsrate (GFR) sind hierbei Standard.
- Anpassungen der Dosierung: Abhängig von den individuellen Reaktionen auf die Therapie und den Ergebnissen der regelmäßigen Überprüfungen kann es notwendig sein, die Dosierung anzupassen. Dies ist besonders wichtig bei Patienten, die Anzeichen von Nebenwirkungen zeigen oder bei denen sich die Nieren- oder Leberfunktion verschlechtert.

Darüber hinaus sollten Patienten über mögliche Nebenwirkungen und die Symptome, die auf schwerwiegende Komplikationen hindeuten könnten, aufgeklärt werden. Hierzu zählen unter anderem gastrointestinale Beschwerden, Veränderungen im Urin, unerklärlicher

Gewichtsverlust, Gelbfärbung der Haut oder der Augen, und starke Bauchschmerzen. Solche Symptome erfordern eine sofortige medizinische Bewertung.

Eine enge Zusammenarbeit zwischen Patienten und Gesundheitsdienstleistern ist wichtig, um eine sichere Anwendung der GLP-1-Rezeptoragonisten zu gewährleisten. Patienten sollten ermutigt werden, alle medizinischen Termine wahrzunehmen und Änderungen ihres Gesundheitszustands unverzüglich zu melden. Diese proaktive Herangehensweise hilft dabei, potenzielle Risiken zu minimieren und den therapeutischen Nutzen dieser Behandlung zu maximieren.

Mischung verschiedener Medikamente

Die Kombination oder Mischung verschiedener Medikamente zur Gewichtsreduktion in Form von Injektionen sollte mit Vorsicht behandelt werden und ist ohne ausdrückliche Anweisung und Überwachung durch einen qualifizierten Gesundheitsdienstleister nicht empfohlen. Verschiedene Wirkstoffe, die zur Gewichtsreduktion verwendet werden, haben spezifische Mechanismen und Wirkungsweisen, und ihre Kombination kann unvorhergesehene Wechselwirkungen, Nebenwirkungen oder gesundheitliche Risiken mit sich bringen.

- Pharmakologische Interaktionen: Verschiedene Medikamente zur Gewichtsreduktion, wie GLP-1-Rezeptoragonisten (z.B. Liraglutid, Semaglutid), haben unterschiedliche pharmakologische

Eigenschaften. Die Kombination dieser Medikamente kann zu einer Verstärkung oder Verringerung der Wirkung eines oder beider Medikamente führen oder sogar zu neuen Nebenwirkungen.
- Verstärkung der Nebenwirkungen: Einige der häufigsten Nebenwirkungen von GLP-1-Agonisten umfassen Übelkeit, Erbrechen, Durchfall und eine mögliche Reizung an der Injektionsstelle. Die Kombination mehrerer dieser Medikamente könnte das Risiko und die Schwere dieser Nebenwirkungen erhöhen.
- Regulatorische und klinische Richtlinien: Bislang gibt es wenig klinische Daten über die Sicherheit und Wirksamkeit der Kombination verschiedener Injektionsmedikamente zur Gewichtsreduktion. Medikamente werden in der Regel für den Einsatz basierend auf klinischen Studien zugelassen, die ihre Sicherheit und Wirksamkeit als Monotherapie oder in einer spezifischen Kombinationstherapie nachweisen.

Jede Art von Kombinationstherapie sollte nur unter Aufsicht und mit Genehmigung eines Gesundheitsdienstleisters erfolgen. Es ist wichtig, dass Patienten ihre Ärzte über alle Medikamente informieren, die sie einnehmen, einschließlich derer, die zur Gewichtsreduktion verwendet werden.

Welche Abnehmspritze für wen?

Es gibt, wie dargestellt, verschiedene Arten von Medikamenten auf dem Markt, die sich in ihrer Wirkungsweise und ihren Einsatzgebieten unterscheiden. Die Auswahl eines geeigneten Medikaments hängt von mehreren Faktoren ab, einschließlich der individuellen Gesundheitsgeschichte, des Vorhandenseins von Begleiterkrankungen, der Verträglichkeit und der Empfehlungen des behandelnden Arztes.

Auswahl nach Präparat

Hier sind einige der gängigen Typen von Injektionen zur Gewichtsreduktion und ihre typischen Anwendungsgebiete:

GLP-1-Rezeptoragonisten (Wegovy, Saxenda, Trulicity)

Die Klasse der GLP-1-Rezeptoragonisten (Glucagon-like Peptide-1 Agonisten) ist besonders wirksam für die Behandlung von Übergewicht und Adipositas, insbesondere bei Personen mit Typ-2-Diabetes oder Prädiabetes. Zu den bekanntesten Medikamenten dieser Klasse gehören Liraglutid (Saxenda), Semaglutid (Wegovy) und Dulaglutid (Trulicity). Diese Medikamente nutzen einen innovativen Ansatz zur Gewichtskontrolle und Blutzuckerregulierung, indem sie die körpereigenen Mechanismen nachahmen und modulieren.

GLP-1-Rezeptoragonisten ahmen die Wirkung des natürlichen Hormons GLP-1 nach, das im Darm produziert wird und eine Rolle bei der Regulation des Blutzuckerspiegels und des Appetits spielt. Die Hauptwirkungen dieser Medikamente umfassen:

Erhöhung der Insulinsekretion

GLP-1-Rezeptoragonisten nutzen das Hormon Glucagon-like Peptide-1, das im Darm produziert wird und eine zentrale Rolle in der Regulation des Blutzuckerspiegels spielt. Wenn Nahrung aufgenommen wird und der Blutzucker ansteigt, bindet GLP-1 an Rezeptoren auf den Betazellen in der Bauchspeicheldrüse. Diese Bindung führt dazu, dass die Betazellen mehr Insulin ausschütten, ein Hormon, das notwendig ist, um Glukose aus dem Blut in die Zellen zu transportieren. Das führt zu einem Sinken des Blutzuckerspiegels. Gleichzeitig hilft GLP-1, die Produktion von Glukagon zu unterdrücken, einem Hormon, das von den Alphazellen der Bauchspeicheldrüse produziert wird und den Blutzuckerspiegel erhöht, indem es die Leber anregt, gespeicherte Glukose freizusetzen. Die Reduktion von Glukagon trägt dazu bei, den Blutzucker nach einer Mahlzeit stabil zu halten.

Diese doppelte Wirkweise von GLP-1 ist besonders vorteilhaft bei der Behandlung von Typ-2-Diabetes, da sie hilft, die Blutzuckerspiegel effektiver zu regulieren und gleichzeitig die Wahrscheinlichkeit von Blutzuckerspitzen und -tälern zu reduzieren. Da GLP-1-

Rezeptoragonisten die Insulinsekretion auf eine glukoseabhängige Weise erhöhen, wird die Insulinausschüttung nur dann verstärkt, wenn der Blutzucker hoch ist, nicht jedoch bei niedrigem Blutzucker, was das Risiko für Hypoglykämien verringert. Neben der Verbesserung der Blutzuckerkontrolle bieten diese Medikamente auch den Vorteil der Gewichtsreduktion, indem sie das Sättigungsgefühl erhöhen und die Magenentleerung verzögern, was letztlich zu einer geringeren Kalorienaufnahme führt. Diese Eigenschaften machen GLP-1-Rezeptoragonisten zu einer wirksamen Behandlungsoption, die nicht nur die Blutzuckerwerte verbessert, sondern auch zur allgemeinen Gesundheitsverbesserung durch Unterstützung beim Gewichtsmanagement beiträgt.

Verminderung der Glukagonausschüttung

GLP-1-Rezeptoragonisten beeinflussen nicht nur die Insulinproduktion, sondern auch die Menge des Hormons Glukagon, das von der Bauchspeicheldrüse ausgeschüttet wird. Normalerweise trägt Glukagon dazu bei, den Blutzuckerspiegel zu erhöhen, indem es die Leber stimuliert, gespeicherte Glukose in den Blutkreislauf freizusetzen. Durch die Verringerung der Glukagonproduktion können diese Medikamente den Blutzuckerspiegel effektiver senken. Diese Verringerung ist entscheidend, weil sie hilft, die durch Mahlzeiten verursachten Blutzuckerspitzen abzumildern und somit die Blutzuckerstabilität über den Tag hinweg zu verbessern.

Dies ist besonders wichtig für die Behandlung von Typ-2-Diabetes, bei der eine gleichmäßige Blutzuckerkontrolle entscheidend ist, um langfristige gesundheitliche Komplikationen zu vermeiden.

Verzögerung der Magenentleerung

GLP-1-Rezeptoragonisten beeinflussen die Geschwindigkeit, mit der Nahrung den Magen verlässt, indem sie die Magenentleerung verlangsamen. Diese Wirkung hat Vorteile für die Gewichtskontrolle und das Management von Typ-2-Diabetes. Wenn Nahrung länger im Magen verbleibt, führt dies zu einem verlängerten Sättigungsgefühl. Dieses anhaltende Sättigungsgefühl kann dazu beitragen, dass Personen weniger häufig essen oder kleinere Portionen zu sich nehmen, weil der Drang zu essen durch das Gefühl der Völle gedämpft wird.

Die verlangsamte Magenentleerung spielt auch eine wichtige Rolle bei der Blutzuckerregulierung. Da die Nahrung langsamer in den Dünndarm gelangt, wird Glukose gradueller ins Blut abgegeben, was zu einer gleichmäßigeren und weniger spitzen Blutzuckerkurve nach den Mahlzeiten führt. Dies hilft, die typischen Blutzuckerspitzen nach dem Essen zu reduzieren, die bei Menschen mit Diabetes häufig auftreten und zu langfristigen gesundheitlichen Problemen führen können.

Darüber hinaus unterstützt die durch GLP-1-Rezeptoragonisten induzierte verlangsamte Magenentleerung das Gewichtsmanagement effektiv. Indem sie das

Sättigungsgefühl verstärken und verlängern, tragen diese Medikamente dazu bei, dass Menschen weniger Kalorien zu sich nehmen, was eine Gewichtsabnahme fördern kann. Dieser Mechanismus ist besonders wertvoll, da Übergewicht und Adipositas eng mit der Entwicklung und Verschlechterung von Typ-2-Diabetes verbunden sind. Die Fähigkeit dieser Medikamente, sowohl die Blutzuckerkontrolle als auch das Körpergewicht positiv zu beeinflussen, macht sie zu einer wichtigen Option in der Behandlungsstrategie für adipöse Patienten mit Typ-2-Diabetes.

Appetitregulierung

GLP-1-Rezeptoragonisten haben eine interessante Wirkung, die über die direkten Auswirkungen auf den Magen und die Bauchspeicheldrüse hinausgeht. Diese Medikamente beeinflussen auch das Gehirn, was zu einer verbesserten Regulierung von Appetit und Sättigungsgefühl führt. Sie tun dies, indem sie auf bestimmte Bereiche im Gehirn wirken, die für die Regulierung des Hungergefühls und der Nahrungsaufnahme zuständig sind. Durch die Aktivierung dieser Gehirnbereiche wird das Sättigungsgefühl erhöht und der Appetit reduziert, was die Patienten dazu bringt, weniger zu essen.

Die Fähigkeit dieser Medikamente, direkt in das zentrale Nervensystem einzugreifen und Signale des Wohlbefindens und der Völle zu verstärken, ist entscheidend für ihren Erfolg bei der Unterstützung der Gewichtsabnahme. Dieser Prozess führt dazu, dass die

Kalorienaufnahme reduziert wird, weil das verlängerte Sättigungsgefühl es einfacher macht, kleinere Mahlzeiten zu sich zu nehmen und die Zwischenmahlzeiten zu reduzieren. Diese Verringerung der Kalorienaufnahme ist eine natürliche Folge des geringeren Hungergefühls.

Darüber hinaus unterstützt die Wirkung der GLP-1-Rezeptoragonisten auf das Gehirn die Patienten dabei, ihre Essgewohnheiten zu ändern und gesündere Entscheidungen zu treffen, was langfristig zu einem nachhaltigeren Gewichtsmanagement führen kann. Diese Veränderung im Verhalten ist besonders wertvoll, da sie hilft, den oft schwierigen Zyklus von Diäten und Gewichtszunahme zu durchbrechen, der viele Menschen mit Adipositas plagt.

Insgesamt ermöglichen es GLP-1-Rezeptoragonisten den Patienten, durch eine Kombination von physischen und psychischen Effekten, ihre Kalorienaufnahme zu kontrollieren und langfristige Gewichtsreduktion zu erzielen. Diese ganzheitliche Herangehensweise an die Behandlung von Übergewicht und Typ-2-Diabetes macht sie zu einer wertvollen Option in der modernen medizinischen Therapie.

Klinische Anwendung und Vorteile

Für Personen mit Typ-2-Diabetes oder Prädiabetes bieten diese Medikamente eine doppelte Funktion, indem sie sowohl zur Gewichtsreduktion als auch zur Verbesserung der Blutzuckerkontrolle beitragen. Das

Gewichtsmanagement ist ein wesentlicher Bestandteil der Behandlung von Typ-2-Diabetes, da Übergewicht und Adipositas die Insulinresistenz verschärfen können, was die Krankheit weiter verschlimmert.

Die häufigsten Nebenwirkungen von GLP-1-Rezeptoragonisten sind gastrointestinale Beschwerden, wie Übelkeit, Erbrechen, Durchfall und Verstopfung. Diese Nebenwirkungen sind in der Regel mild bis mäßig und verbessern sich oft mit der Zeit. Es gibt auch seltene, aber schwerwiegendere Risiken wie Pankreatitis, Nierenprobleme und mögliche Schilddrüsentumoren, die vor Beginn der Behandlung berücksichtigt werden müssen.

Amylin-Analoga (Symlin)

Amylin-Analoga, wie Pramlintid (Symlin), stellen eine besondere Klasse von Diabetesmedikamenten dar, die zur Ergänzung der Insulintherapie eingesetzt werden. Pramlintid ist ein synthetisches Analogon des menschlichen Hormons Amylin, das natürlicherweise von den Betazellen der Bauchspeicheldrüse zusammen mit Insulin produziert wird. Bei Menschen mit Diabetes, insbesondere bei Typ-1-Diabetes und bei Typ-2-Diabetes, die Insulin verwenden, ist die Produktion oder Wirkung von Amylin oft unzureichend.

Pramlintid wirkt durch die Imitation der natürlichen Funktionen von Amylin, was mehrere wichtige Auswirkungen auf die Blutzuckerkontrolle und die Nahrungsaufnahme hat. Erstens verlangsamt es die Entleerung des Magens nach einer Mahlzeit, was zu einer langsameren Freisetzung von Glukose in den Blutkreislauf führt und damit die Spitzen des Blutzuckerspiegels nach den Mahlzeiten reduziert. Diese verlangsamte Magenentleerung hilft auch, das Gefühl der Sättigung zu verlängern, was die Gesamtmenge der aufgenommenen Nahrung reduzieren kann. Zudem hemmt Pramlintid die Sekretion von Glukagon, einem Hormon, das den Blutzuckerspiegel erhöht, indem es die Leber dazu anregt, Glukose freizusetzen. Durch die Reduktion der Glukagonsekretion trägt Pramlintid dazu bei, die postprandialen Blutzuckerwerte weiter zu stabilisieren.

Pramlintid eignet sich besonders für Patienten mit Diabetes, die ihre Blutzuckerwerte trotz Insulintherapie nicht optimal kontrollieren können. Es ist für Typ-1-Diabetiker, die eine zusätzliche Kontrolle über die Blutzuckerspitzen benötigen, sowie für Typ-2-Diabetiker, die Insulin verwenden und Schwierigkeiten haben, ihre Blutzuckerziele zu erreichen, von besonderem Interesse. Darüber hinaus kann Pramlintid für Patienten, die an Übergewicht oder Adipositas leiden und gleichzeitig Diabetes haben, von Nutzen sein, da es das Sättigungsgefühl erhöht und so potenziell zur Gewichtsreduktion beitragen kann.

Für Patienten, die eine strukturierte Diabetestherapie durchführen und dabei ständig mit Schwankungen des Blutzuckerspiegels zu kämpfen haben, bietet Pramlintid eine wertvolle Unterstützung. Es hilft, die Glukoseaufnahme nach Mahlzeiten zu moderieren, was es einfacher macht, stabilere Blutzuckerwerte zu erreichen und zu halten. Die Anwendung von Pramlintid erfordert eine sorgfältige Abstimmung und Überwachung durch einen Arzt, da die Dosierung des Insulins möglicherweise angepasst werden muss, um Hypoglykämien zu vermeiden.

Insgesamt verbessert Pramlintid die Lebensqualität der Patienten durch eine bessere Kontrolle des Blutzuckerspiegels und unterstützt die Gewichtsmanagementziele, was es zu einer wichtigen Ergänzung in der Behandlung von Diabetes macht, besonders für diejenigen, die bereits Insulin verwenden.

Kombinationspräparate (Contrave)

Bupropion/Naltrexon, bekannt unter dem Handelsnamen Contrave, ist ein Medikament zur Gewichtsreduktion, das zwei Wirkstoffe kombiniert, die synergistisch wirken, um Appetit und Hunger zu beeinflussen. Dieses Medikament ist besonders interessant, weil es auf einzigartige Weise in die neurochemischen Prozesse des Gehirns eingreift, die sowohl das Essverhalten als auch Stimmungen und mögliche Suchtmechanismen betreffen.

Bupropion ist ein Wirkstoff, der ursprünglich als Antidepressivum und zur Raucherentwöhnung eingesetzt wurde. Es wirkt hauptsächlich als Dopamin- und Noradrenalin-Wiederaufnahmehemmer, was bedeutet, dass es die Verfügbarkeit dieser Neurotransmitter im

Gehirn erhöht. Dopamin spielt eine zentrale Rolle bei der Belohnung und Motivation und kann auch das Verlangen nach Nahrung beeinflussen, insbesondere nach süßen oder fetthaltigen Lebensmitteln, die oft mit Belohnungssignalen in Verbindung gebracht werden. Noradrenalin hingegen ist beteiligt an der Regulierung von Wachsamkeit und Energieverbrauch.

Naltrexon, das zweite Medikament in der Kombination, wird normalerweise zur Behandlung von Alkohol- und Opiatabhängigkeit verwendet. Es wirkt als Opioidrezeptor-Antagonist, was bedeutet, dass es die Wirkung von Opioiden blockiert, die natürlicherweise im Gehirn vorkommen und Teil des körpereigenen Belohnungssystems sind. Durch die Blockade dieser Rezeptoren kann Naltrexon dazu beitragen, das Verlangen und die Belohnungsempfindungen, die mit dem Essen verbunden sind, zu reduzieren.

Die Kombination von Bupropion und Naltrexon in Contrave nutzt diese Mechanismen, um den Appetit zu reduzieren und das Sättigungsgefühl zu erhöhen. Indem Bupropion die Stimmung verbessert und für eine erhöhte Wachsamkeit sorgt, während Naltrexon die belohnenden Aspekte des Essens dämpft, wird das Gesamtdesire nach Nahrung reduziert. Dies macht Contrave zu einer wirksamen Option für Personen, die mit Übergewicht oder Adipositas zu kämpfen haben, insbesondere wenn diese Bedingungen mit emotionalen Aspekten wie Stressessen oder niedriger Stimmung verbunden sind.

Zusätzlich zur Gewichtsreduktion kann Contrave auch für Personen geeignet sein, die gleichzeitig mit Suchtverhalten oder Stimmungsstörungen zu kämpfen haben. Die antidepressiven Eigenschaften von Bupropion können bei Patienten mit depressiven Störungen unterstützend wirken, und die suchtunterdrückenden Eigenschaften von Naltrexon können hilfreich sein, wenn Essverhalten als Teil einer Suchtproblematik verstanden wird.

Das Medikament wird in der Regel als Teil eines umfassenden Behandlungsplans für Gewichtsmanagement verwendet, der auch Ernährungsumstellung, körperliche Aktivität und Verhaltensänderungen umfasst. Vor der Anwendung von Contrave ist es wichtig, eine medizinische Beratung zu suchen, da das Medikament Wechselwirkungen mit anderen Medikamenten haben kann und nicht für jeden Patienten geeignet ist. Es kann Nebenwirkungen wie Übelkeit, Verstopfung, Kopfschmerzen und gelegentlich erhöhten Blutdruck verursachen, die überwacht und von einem Arzt bewertet werden müssen.

Gesundheitszustand als Auswahlkriterium

Bei der Auswahl einer Abnehmspritze, wie sie in der Behandlung von Übergewicht und Adipositas verwendet wird, müssen zahlreiche Faktoren berücksichtigt werden, um sicherzustellen, dass das Medikament effektiv und sicher ist. Der Gesundheitszustand des Patienten spielt dabei eine zentrale Rolle.

Bestehende Erkrankungen wie Diabetes können die Auswahl der Medikamente erheblich beeinflussen. Beispielsweise könnten GLP-1-Rezeptoragonisten in solchen Fällen besonders geeignet sein, da sie nicht nur beim Gewichtsmanagement helfen, sondern auch die Blutzuckerkontrolle verbessern. Diese Medikamente können somit doppelt vorteilhaft für Diabetiker sein, die abnehmen möchten.

Auch Herzkreislauferkrankungen sind bei der Auswahl eines Medikaments zur Gewichtsreduktion von Bedeutung. Manche Medikamente können das Herz-Kreislauf-System beeinflussen, indem sie beispielsweise den Blutdruck oder die Herzrate erhöhen. Hier ist es wichtig, ein Medikament zu wählen, das sicher für Patienten mit solchen Vorerkrankungen ist, oder die Dosierung entsprechend anzupassen.

Psychische Gesundheitsprobleme wie Depressionen oder Angststörungen müssen ebenfalls berücksichtigt werden, da einige Medikamente zur Gewichtsreduktion Einfluss auf die Stimmung und das Wohlbefinden haben können. Medikamente, die das zentrale Nervensystem beeinflussen, wie zum Beispiel Bupropion, das auch antidepressive Wirkungen hat, könnten in solchen Fällen bevorzugt werden.

Die Wahl des richtigen Medikaments für die Gewichtsreduktion muss daher immer eine individuelle Entscheidung sein, die auf einer umfassenden medizinischen Bewertung basiert. Es ist wichtig, dass Ärzte alle Aspekte der Gesundheit des Patienten berücksichtigen, um eine sichere und wirksame Behandlung zu gewährleisten. Auch die möglichen Wechselwirkungen mit anderen Medikamenten, die der Patient möglicherweise einnimmt, sowie die individuellen Lebensumstände und Bedürfnisse sollten in die Entscheidungsfindung einbezogen werden.

Wechselwirkungen mit anderen Medikamenten als Kriterium

Die Überprüfung der Wechselwirkungen zwischen einer Abnehmspritze und anderen Medikamenten, die ein Patient möglicherweise einnimmt, ist ein weiterer kritischer Schritt in der sicheren und effektiven Behandlung von Übergewicht oder Adipositas. Medikamentenwechselwirkungen können die Wirksamkeit der Behandlung beeinträchtigen, unerwünschte Nebenwirkungen erhöhen oder sogar gefährliche gesundheitliche Probleme verursachen.

Zum Beispiel können GLP-1-Rezeptoragonisten, die häufig für die Gewichtsreduktion verwendet werden, potenzielle Wechselwirkungen mit einer Vielzahl anderer Medikamente haben. Sie können die Geschwindigkeit beeinflussen, mit der Medikamente aus dem Magen entlassen werden, was die Aufnahme und Wirksamkeit dieser Medikamente verändern kann. Dies ist besonders relevant bei Medikamenten, die eine präzise Dosierung erfordern, wie etwa orale Antidiabetika oder Blutdruckmedikamente.

Bei der Anwendung von Bupropion/Naltrexon, einer weiteren gängigen Option für Abnehmspritzen, müssen Ärzte auf die Kombination mit anderen zentralnervös wirkenden Substanzen, wie bestimmten Antidepressiva oder Antipsychotika, achten. Bupropion kann das Risiko von Krampfanfällen erhöhen, besonders in Kombination mit Medikamenten, die die Krampfschwelle senken.

Ebenso ist es wichtig, die Interaktion zwischen Abnehmspritzen und Medikamenten, die das Blutungsrisiko beeinflussen, zu beachten, da einige dieser Gewichtsverlustmedikamente die Blutgerinnung beeinträchtigen können. Dies könnte bei Patienten, die Antikoagulantien wie Warfarin einnehmen, zu Komplikationen führen.

Die Beurteilung solcher Wechselwirkungen erfordert sorgfältige Überlegungen und manchmal auch die Anpassung der Dosierung oder des Zeitplans der Medikamenteneinnahme. Es ist unabdingbar, dass Ärzte und Apotheker eine vollständige Liste aller Medikamente, einschließlich verschreibungspflichtiger, rezeptfreier und pflanzlicher Produkte, die ein Patient verwendet, überprüfen, bevor sie eine Abnehmspritze verschreiben. Patienten sollten ebenfalls ermutigt werden, über alle Änderungen ihrer Medikation oder über neu begonnene Medikamente zu berichten, um sicherzustellen, dass ihr Behandlungsplan stets sicher und effektiv bleibt.

Nebenwirkungen als Auswahlkriterium

Bei der Auswahl von Abnehmspritzen müssen weiterhin die potenziellen Nebenwirkungen sorgfältig berücksichtigt werden, da diese die Lebensqualität des Patienten beeinträchtigen und manchmal auch ernsthafte gesundheitliche Risiken darstellen können. Die häufigsten Nebenwirkungen, die mit diesen Medikamenten verbunden sind, wie Übelkeit, Erbrechen, Durchfall und Verstopfung, sind oft Ausdruck der Wirkung des Medikaments auf den Gastrointestinaltrakt. Diese Symptome können besonders während der Anfangsphase der Behandlung auftreten und sich möglicherweise mit der Zeit verringern, während der Körper sich an das Medikament gewöhnt.

Die Verlangsamung der Magenentleerung, eine häufige Wirkung vieler Medikamente zur Gewichtsreduktion, kann zu Übelkeit und Verstopfung führen. Diese Wirkung kann zwar zur Gewichtsabnahme beitragen, indem sie das Sättigungsgefühl verlängert, jedoch können die damit verbundenen Beschwerden für manche Patienten schwer zu managen sein. Durchfall und Erbrechen können ebenfalls auftreten, wenn der Körper auf die veränderte Nahrungsaufnahme und die Wirkstoffe im Medikament reagiert.

Darüber hinaus gibt es schwerwiegendere, aber seltenere Nebenwirkungen, die bei der Entscheidung für eine bestimmte Abnehmspritze berücksichtigt werden müssen. Beispielsweise kann das Risiko einer

Pankreatitis, einer Entzündung der Bauchspeicheldrüse, bei der Verwendung einiger GLP-1-Rezeptoragonisten erhöht sein. Dies ist eine ernste medizinische Bedingung, die sofortige Behandlung erfordert. Auch Nierenprobleme können entstehen, insbesondere wenn das Medikament die Flüssigkeitsaufnahme beeinträchtigt oder wenn bereits eine Vorschädigung der Nieren vorliegt.

Die Wahl des richtigen Medikaments sollte daher nicht nur auf der Wirksamkeit basieren, sondern auch die individuelle Toleranz und das Risikoprofil des Patienten berücksichtigen. Es ist wichtig, dass Ärzte und Patienten zusammenarbeiten, um die Vor- und Nachteile jeder Behandlungsoption abzuwägen, einschließlich der Überlegung, wie Nebenwirkungen die alltägliche Lebensführung und die allgemeine Gesundheit des Patienten beeinflussen könnten. Eine offene Kommunikation über alle erlebten Nebenwirkungen und die Bereitschaft, die Behandlung bei Bedarf anzupassen, sind entscheidend, um sicherzustellen, dass die Behandlung nicht nur effektiv, sondern auch sicher ist.

Langzeitwirkungen als Auswahlkriterium

Die Entscheidung für eine Abnehmspritze innerhalb eines umfassenden Gewichtsmanagementplans, der Ernährungsumstellung, körperliche Aktivität und Verhaltenstherapie umfasst, ist ein wichtiger Schritt, um langfristige Erfolge in der Gewichtsreduktion zu erzielen. In der Tat variieren die Eignungen verschiedener Arten von Abnehmspritzen für Langzeitbehandlungen, abhängig von ihrer Wirkweise, Effektivität, Sicherheitsprofil und der Verträglichkeit durch den Patienten.

Einige der häufiger verwendeten Abnehmspritzen basieren auf GLP-1-Rezeptoragonisten, wie Liraglutid, Semaglutid und Dulaglutid. Diese Medikamente sind nicht nur effektiv in der Senkung des Körpergewichts, sondern haben auch positive Effekte auf den Glukosestoffwechsel, was sie besonders nützlich für Patienten mit Typ-2-Diabetes macht. Ihre Wirkung auf die Verlangsamung der Magenentleerung und die Verbesserung der Insulinsekretion macht sie zu einer attraktiven Option für eine Langzeittherapie, vor allem, weil sie auch das Risiko für kardiovaskuläre Erkrankungen senken können.

Diese Medikamente sind in der Regel gut für eine Langzeitanwendung geeignet, da sie neben der Gewichtsreduktion auch zur Verbesserung der allgemeinen Stoffwechselgesundheit beitragen. Patienten, die GLP-1-Rezeptoragonisten verwenden, berichten oft über eine anhaltende Verbesserung des Sättigungsgefühls und eine Verringerung der Kalorienaufnahme, was die Aufrechterhaltung des reduzierten Körpergewichts erleichtert.

Die Verträglichkeit und das Sicherheitsprofil der Medikamente sind ebenfalls entscheidend für die Entscheidung, sie in einer Langzeittherapie einzusetzen. GLP-1-Rezeptoragonisten sind in der Regel gut verträglich, obwohl sie bei einigen Patienten Nebenwirkungen wie Übelkeit und Verdauungsstörungen verursachen können. Diese Nebenwirkungen sind oft vorübergehend und können durch eine Anpassung der Dosierung oder andere unterstützende Maßnahmen gemindert werden.

Neben den GLP-1-Rezeptoragonisten gibt es andere Medikamentenklassen wie die Kombination von Bupropion und Naltrexon, die ebenfalls für die Langzeitanwendung geeignet sein können, insbesondere bei Patienten, die auch mit psychischen Faktoren wie Depressionen oder Suchtverhalten zu kämpfen haben. Diese Medikamente können helfen, den emotionalen Aspekt des Essverhaltens zu adressieren, was für manche Patienten ein Schlüsselfaktor im Kampf gegen Übergewicht sein kann.

Somit ist die Wahl der richtigen Abnehmspritze für eine Langzeitbehandlung von individuellen Faktoren wie dem Gesundheitszustand, den Begleiterkrankungen, dem Sicherheitsprofil der Medikamente und der individuellen Reaktion des Patienten auf die Behandlung abhängig.

Verfügbarkeit als Auswahlkriterium

Die Verfügbarkeit von Abnehmspritzen kann ebenfalls ein wichtiges Auswahlkriterium für Personen sein, die eine medikamentöse Unterstützung bei der Gewichtsreduktion in Betracht ziehen. Aufgrund der wachsenden Popularität dieser Behandlungsmethode und bestimmter Produktionslimitationen kann es regional zu

Engpässen kommen. Diese Knappheit kann verschiedene Ursachen haben:

- Produktionskapazitäten: Die Herstellung von medikamentösen Abnehmspritzen kann komplex sein und spezifische Anforderungen an die Produktionsumgebung und -technologie stellen. Sind diese Kapazitäten begrenzt, kann dies zu Lieferengpässen führen.
- Regulatorische Genehmigungen: In einigen Ländern oder Regionen können regulatorische Hürden die Verfügbarkeit dieser Medikamente beeinflussen. Die Zulassungsverfahren können langwierig sein, was die Markteinführung neuer Produkte verzögert.
- Nachfrageüberhang: Bei einer plötzlichen Zunahme der Nachfrage, etwa durch positive Studienergebnisse oder öffentliches Interesse, kann die vorhandene Produktionskapazität möglicherweise nicht ausreichen, um den Bedarf zu decken.
- Vertriebs- und Logistikprobleme: Globale oder lokale Logistikprobleme, wie sie durch politische Veränderungen oder Pandemien verursacht werden können, beeinflussen ebenfalls die Verfügbarkeit solcher Medikamente.

Für Menschen, die eine Behandlung mit Abnehmspritzen in Erwägung ziehen, ist es daher ratsam, sich frühzeitig über die Verfügbarkeit in ihrer Region zu informieren und möglicherweise Alternativen in Betracht zu ziehen, falls diese Medikamente schwer zu beschaffen sind. Es ist auch wichtig, die Behandlung in einem umfassenden Kontext zu sehen, der Ernährung und Bewegung miteinbezieht, um die besten Ergebnisse zu erzielen und nicht ausschließlich von der Verfügbarkeit eines einzelnen Medikaments abhängig zu sein.

Kosten als Auswahlkriterium

Die Kosten von Abnehmspritzen sind ein weiteres wesentliches Auswahlkriterium für viele Personen, die eine medikamentöse Unterstützung zur Gewichtsreduktion in Betracht ziehen. Die finanziellen Aspekte können die Zugänglichkeit und Entscheidung für oder gegen eine solche Behandlung maßgeblich beeinflussen.

Marktpreise und Hersteller

Die Kosten für Abnehmspritzen können je nach Hersteller und Land variieren. Patentierte Medikamente sind oft teurer als ihre generischen Gegenstücke. Der Preis kann auch durch Faktoren wie Marktexklusivität, Produktionskosten und die Preispolitik des Herstellers beeinflusst werden.

Die Kosten für Abnehmspritzen variieren je nach spezifischem Medikament, Dosierung und Gesundheitssystem des Landes.

Im Durchschnitt können die Kosten für Wegovy, das für die Gewichtsreduktion in höheren Dosen verwendet wird, bei etwa 200 bis 300 Euro bzw. USD pro Monat liegen, abhängig von der Apotheke und den Dosierungsanforderungen. Saxenda kann etwas weniger kosten, liegt aber oft auch im Bereich von 200 Euro/USD pro Monat. Diese Preise können je nach individueller Dosierung und der Anzahl der monatlich benötigten Spritzen variieren.

Zusätzliche Kosten

Neben den direkten Kosten für die Spritzen selbst müssen möglicherweise auch zusätzliche Ausgaben für regelmäßige ärztliche Untersuchungen, Beratungen und mögliche Nebenwirkungsbehandlungen berücksichtigt werden.

Versicherungsdeckung

Die Frage der Kostenübernahme für medikamentöse Behandlungen zur Gewichtsreduktion durch Krankenversicherungen ist ein schwieriges und uneinheitlich behandeltes Thema, das stark von nationalen Gesundheitssystemen und spezifischen Versicherungspolicen beeinflusst wird.

In vielen Ländern müssen bestimmte Kriterien wie ein definierter BMI-Index erfüllt sein, damit die Kosten von der Krankenversicherung übernommen werden. Typischerweise werden solche Behandlungen nur dann von der Versicherung gedeckt, wenn andere, weniger invasive Methoden zur Gewichtsreduktion, wie Diät und körperliche Betätigung, zuvor ausprobiert wurden und erfolglos blieben. Die Praxis ist oftmals auch innerhalb eines Landes uneinheitlich und ist auch deswegen volatil, da die Praxis der ja immer noch relativ neuen Abnehmspritzen noch nicht gefestigt ist.

Zusätzlich spielen medizinische Begleitumstände eine wesentliche Rolle. Personen, die an krankheitsbedingten Gewichtsproblemen leiden, wie beispielsweise Typ-2-Diabetes oder Bluthochdruck, haben oft eher Anspruch auf eine Kostenübernahme für medikamentöse Behandlungen, da diese als notwendig für die Behandlung der zugrundeliegenden Erkrankungen angesehen werden können. In diesen Fällen argumentieren Ärzte und Patienten, dass eine Gewichtsreduktion nicht nur der Lebensqualität zugutekommt, sondern auch die Gesamtkosten für das Gesundheitssystem durch die Reduzierung anderer gesundheitlicher Komplikationen senken kann.

Die spezifischen Policen und die daraus resultierenden Entscheidungen der Krankenversicherungen variieren jedoch erheblich. In einigen Ländern sind die Gesundheitssysteme eher darauf ausgerichtet, präventive Maßnahmen zu unterstützen und könnten daher eher geneigt sein, für solche Behandlungen aufzukommen. In anderen Ländern hingegen ist die Übernahme der Kosten weniger wahrscheinlich, es sei denn, der Patient erfüllt eine lange Liste von Anforderungen.

In Deutschland beispielsweise übernehmen die gesetzlichen Krankenkassen die Kosten für GLP-1-

Rezeptoragonisten zur Gewichtsreduktion, wie Wegovy (Semaglutid) oder Saxenda (Liraglutid), in der Regel nicht als Standardbehandlung zur Gewichtsabnahme. Die Hauptanwendung dieser Medikamente unter der Kostendeckung durch die Krankenkassen konzentriert sich auf spezifische medizinische Bedingungen, die über den bloßen Wunsch nach Gewichtsverlust hinausgehen.

Die Kostenübernahme kann jedoch in Betracht gezogen werden, wenn folgende Bedingungen erfüllt sind:

- Vorhandensein von Adipositas: Der Patient muss in der Regel einen Body-Mass-Index (BMI) von mindestens 30 kg/m² haben, was als Adipositas gilt. In manchen Fällen, besonders wenn zusätzliche gesundheitliche Probleme vorliegen, kann eine Kostenübernahme auch schon bei einem BMI von 27 kg/m² erfolgen.
- Zusätzliche gesundheitliche Komplikationen: Patienten mit diabetesbedingten Komplikationen oder anderen gewichtsbedingten Gesundheitsproblemen wie Bluthochdruck, Schlafapnoe oder bestimmten Herz-Kreislauf-Erkrankungen könnten ebenfalls für eine Kostenübernahme in Frage kommen.
- Versagen herkömmlicher Maßnahmen: In der Regel müssen herkömmliche Methoden der Gewichtsreduktion, wie Diät und Bewegung, ausprobiert und als nicht erfolgreich bewertet worden sein. Ein medizinisch überwachtes Gewichtsmanagementprogramm, das keine

ausreichenden Ergebnisse gezeigt hat, könnte ebenfalls ein Kriterium sein.

Es ist wichtig, dass der behandelnde Arzt eine detaillierte medizinische Begründung und Dokumentation für die Notwendigkeit dieser Behandlung liefert, da ohne diese die Krankenkassen die Kostenübernahme oft ablehnen. Die Entscheidung kann auch von Krankenkasse zu Krankenkasse variieren, und es empfiehlt sich, direkt mit der eigenen Krankenkasse die Möglichkeiten und Bedingungen der Kostenübernahme zu besprechen.

Die Entscheidung über die Kostenübernahme wird oft auch durch wirtschaftliche Überlegungen beeinflusst. Die Kosten für medikamentöse Behandlungen zur Gewichtsreduktion können hoch sein, und Versicherungen müssen die potenziellen langfristigen Einsparungen durch verringerte Gesundheitsprobleme gegen die unmittelbaren Kosten der Medikation abwägen.

Für Patienten, die eine solche Behandlung in Betracht ziehen, ist es daher ratsam, sich genau über die Bestimmungen ihrer Krankenversicherung zu informieren und gegebenenfalls mit medizinischen Fachkräften über die Möglichkeiten zu sprechen, diese Kosten erstattet zu bekommen.

Optimale Nutzung von Abnehmspritzen

Um die Effektivität von Abnehmspritzen zu maximieren und gleichzeitig Risiken und Nebenwirkungen zu minimieren, ist es wichtig, einen umfassenden Ansatz zu verfolgen, der die richtige Anwendung und Dosierung, die Kombination mit Ernährungsplänen und Bewegungsprogrammen sowie eine regelmäßige Überwachung und Anpassung der Behandlung umfasst.

Richtige Anwendung und Dosierung

Die Verwendung von Abnehmspritzen, insbesondere von GLP-1-Rezeptoragonisten, erfordert eine sorgfältige Anleitung und Schulung der Patienten, um eine effektive und sichere Anwendung zu gewährleisten. Der Prozess beginnt mit einer gründlichen Aufklärung über die korrekte Handhabung und Verabreichung des Medikaments.

Schulung zur Selbstinjektion

Patienten, die Abnehmspritzen verwenden, müssen in der Technik der Selbstinjektion unterwiesen werden. Dazu gehört das korrekte Aufziehen des Medikaments aus der Durchstechflasche oder die Handhabung von Fertigpens. Die Schulung sollte auch die Demonstration umfassen, wie die Schutzkappe entfernt, die Nadel sicher aufgesetzt und die Spritze zur Injektion vorbereitet wird. Es ist wichtig, dass Patienten lernen, Luftblasen aus der Spritze zu entfernen, um eine genaue Dosierung sicherzustellen.

Auswahl der Injektionsstelle

Die subkutane Injektion ermöglicht die Medikamentengabe direkt unter die Haut, was eine langsame und gleichmäßige Absorption des Wirkstoffes fördert. Typische Injektionsstellen umfassen den Bauch, den Oberschenkel und den Oberarm. Diese Bereiche sind bevorzugt, weil sie leicht zugänglich sind und genügend subkutanes Fettgewebe bieten, was die Injektion weniger schmerzhaft macht. Patienten sollten angewiesen werden, die Injektionsstellen bei jeder Anwendung zu wechseln, um das Risiko von Hautirritationen, Lipodystrophie oder Infektionen zu minimieren. Ein systematischer Wechsel der Stellen kann helfen, das Gewebe gesund zu halten und die Aufnahme des Medikaments zu optimieren.

Dosierungsanleitung

Die Dosierung von Abnehmspritzen muss individuell angepasst werden, um maximale Wirksamkeit bei minimierten Nebenwirkungen zu erreichen. Die initiale Dosierung ist oft niedrig und wird schrittweise gesteigert, basierend auf der Verträglichkeit und den Reaktionen des Patienten. Diese graduelle Steigerung hilft dem Körper, sich an das Medikament zu gewöhnen und kann die

Häufigkeit und Schwere von Nebenwirkungen wie Übelkeit und Erbrechen reduzieren. Die genaue Dosierung und der Zeitplan für die Steigerung sollten klar kommuniziert werden, um sicherzustellen, dass der Patient die Richtlinien genau befolgt.

Überwachung und Anpassung

Eine kontinuierliche Überwachung durch medizinisches Fachpersonal ist entscheidend, um die Reaktionen des Patienten auf die Behandlung zu beurteilen und die Dosierung entsprechend anzupassen. Regelmäßige Follow-up-Besuche ermöglichen es dem Arzt, die Wirksamkeit der Behandlung zu bewerten und auf mögliche Nebenwirkungen zu reagieren. Diese Termine bieten auch eine Gelegenheit, die Technik der Selbstinjektion zu überprüfen und zu korrigieren, was besonders wichtig ist, um die langfristige Adhärenz und das Wohlbefinden des Patienten sicherzustellen.

Indem diese umfassenden Schulungs- und Überwachungsstrategien implementiert werden, können Patienten nicht nur ihre Fähigkeit zur Selbstverwaltung ihrer Behandlung verbessern, sondern auch ihre Chancen auf einen erfolgreichen und nachhaltigen Gewichtsverlust erhöhen.

Kombination mit Ernährungsplänen und Bewegungsprogrammen

Abnehmspritzen können erheblich zur Gewichtsreduktion beitragen, insbesondere wenn sie als Teil eines umfassenden Gewichtsmanagementprogramms eingesetzt werden, das sorgfältig abgestimmte Ernährungs- und Trainingspläne beinhaltet. Diese integrative Herangehensweise berücksichtigt, dass nachhaltige Gewichtsabnahme und Gesundheitsförderung nicht allein durch Medikamente erreicht werden können, sondern eine umfassende Lebensstiländerung erfordern.

Ernährungspläne

Eine gut durchdachte Ernährungsstrategie ist entscheidend, um die Wirkung von Abnehmspritzen zu maximieren. Eine nährstoffreiche, kalorienkontrollierte Diät hilft nicht nur, das Kaloriendefizit zu erreichen, das für die Gewichtsabnahme notwendig ist, sondern unterstützt auch den Körper dabei, alle erforderlichen Vitamine, Mineralstoffe und anderen Nährstoffe zu erhalten, die für eine optimale Gesundheit erforderlich sind. Solche Ernährungspläne sollten folgende Aspekte umfassen:

- Ausgewogene Makronährstoffverteilung: Kohlenhydrate, Proteine und Fette sollten in einem Verhältnis stehen, das den individuellen Bedürfnissen entspricht, beispielsweise mehr Proteine für Sättigung und Unterstützung beim

Muskelaufbau und gesunde Fette, die langfristige Energie liefern und Herzgesundheit fördern.
- Einbeziehung von ganzen Lebensmitteln: Früchte, Gemüse, Vollkornprodukte und mageres Eiweiß sind essentiell, da sie weniger Kalorien bei höherem Nährwert bieten und so helfen, Hunger und Heißhunger zu kontrollieren.
- Begrenzung verarbeiteter Lebensmittel und Zucker: Diese können die Insulinspiegel stören und zu Gewichtszunahme führen. Eine Reduktion kann nicht nur bei der Gewichtskontrolle helfen, sondern auch das Risiko für Diabetes und andere stoffwechselbedingte Erkrankungen verringern.

Bewegungsprogramme

Körperliche Aktivität ist ein weiterer zentraler Pfeiler in der Behandlung von Übergewicht und sollte sowohl aerobes Training als auch Krafttraining umfassen:

- Aerobes Training: Aktivitäten wie Laufen, Schwimmen oder Radfahren verbessern die Herz-Kreislauf-Gesundheit und verbrennen Kalorien, was direkt zur Gewichtsabnahme beiträgt. Regelmäßiges aerobes Training verbessert auch die Insulinsensitivität, was besonders für Menschen mit oder am Rande von Diabetes wichtig ist.
- Krafttraining: Der Aufbau von Muskelmasse ist entscheidend, da Muskeln auch in Ruhe mehr Kalorien verbrennen als Fettgewebe.

Krafttraining stärkt nicht nur die Muskeln, sondern verbessert auch die Knochendichte und die allgemeine Körperzusammensetzung.

Regelmäßige Überprüfung und Anpassung

Die Kombination dieser Elemente in einem umfassenden Plan erfordert eine sorgfältige Überwachung und regelmäßige Anpassungen, um sicherzustellen, dass die Ziele erreicht werden und die Gesundheit aufrechterhalten wird. Dies bedeutet regelmäßige Besprechungen mit einem Ernährungsberater und einem Fitnesstrainer sowie fortlaufende medizinische Überwachung durch den Arzt, der die Abnehmspritzen verschreibt. Anpassungen können nötig sein, um auf Veränderungen in der Lebenssituation, Gesundheitszustand oder einfach aufgrund der Reaktionen des Körpers auf die bisherige Behandlung zu reagieren.

Durch die Berücksichtigung dieser Aspekte wird das Gewichtsmanagement mit Abnehmspritzen nicht nur effektiver, sondern auch nachhaltiger, indem es den Patienten hilft, gesunde Gewohnheiten zu entwickeln, die langfristig zu einer besseren Gesundheit führen.

Medizinische Überwachung der Behandlung

Eine regelmäßige medizinische Überwachung ist unerlässlich, um sicherzustellen, dass die Behandlung mit Abnehmspritzen sicher und effektiv bleibt. Dies beinhaltet regelmäßige Kontrollen des Gewichts, des

Blutdrucks, der Blutzuckerwerte und anderer relevanter Gesundheitsindikatoren.

Die Behandlung sollte flexibel angepasst werden können, um auf Veränderungen in der Reaktion des Patienten oder auf das Auftreten von Nebenwirkungen zu reagieren. Dosierungen können angepasst, die Medikation kann geändert oder zusätzliche Unterstützungsmaßnahmen können empfohlen werden, je nach individuellem Bedarf.

In der Zusammenarbeit mit Ernährungsberatern, Physiotherapeuten und anderen Gesundheitsfachkräften können regelmäßige Anpassungen vorgenommen werden, die auf den neuesten medizinischen Erkenntnissen und der persönlichen Entwicklung des Patienten basieren. Diese interdisziplinäre Herangehensweise ist entscheidend, um langfristige Erfolge zu sichern und die Lebensqualität der Patienten zu verbessern.

Behandlungsdauer

Abnehmspritzen sind oft Teil einer langfristigen Therapiestrategie. Diese Medikamente, die häufig einmal wöchentlich injiziert werden, können dazu beitragen, das Hungergefühl zu reduzieren und den Gewichtsverlust zu fördern. Doch genau diese Langfristigkeit führt zu einer Herausforderung in Bezug auf die Kosten.

Die langfristige Natur dieser Behandlung bedeutet, dass die Gesamtkosten nicht nur die Anschaffung des Medikaments umfassen, sondern auch regelmäßige

Arztbesuche zur Überwachung des Fortschritts und mögliche Nebenwirkungen. Über Monate oder sogar Jahre hinweg können diese Kosten erheblich sein und stellen für viele Patienten eine finanzielle Hürde dar.

Die Kostenübernahme durch Krankenversicherungen variiert stark. In Ländern mit umfassenden Gesundheitssystemen oder Versicherungen, die präventive Behandlungen fördern, könnten diese Kosten teilweise oder vollständig übernommen werden. In anderen Fällen müssen Patienten einen Großteil oder alle Kosten selbst tragen, was die Zugänglichkeit dieser Behandlung einschränken kann.

Es ist auch wichtig zu erwähnen, dass die Wirksamkeit und die Notwendigkeit der fortgesetzten Nutzung dieser Spritzen regelmäßig überprüft werden sollten. Nicht bei jedem Patienten führen diese Behandlungen zum gewünschten Erfolg, und es ist möglich, dass eine Anpassung der Behandlungsmethoden erforderlich wird, was zusätzliche Kosten verursachen kann.

Für Betroffene kann es hilfreich sein, mit ihrem Arzt und der Krankenversicherung detailliert die erwarteten Kosten und die Dauer der Behandlung zu besprechen. Ebenso könnte es sinnvoll sein, nach generischen Alternativen zu fragen oder Unterstützung durch staatliche Gesundheitsprogramme oder Patientenhilfsprogramme der Pharmahersteller zu suchen, die in einigen Fällen finanzielle Unterstützung für Langzeitbehandlungen bieten.

Unterbrechung der Behandlung

Die Behandlung mit Abnehmspritzen, die GLP-1-Rezeptoragonisten wie Semaglutid oder Liraglutid enthalten, kann theoretisch unterbrochen werden, allerdings sollte dies gut überlegt und idealerweise in Absprache mit einem Arzt erfolgen. Es gibt verschiedene Gründe, warum man eine solche Behandlung unterbrechen könnte, aber es ist wichtig, die möglichen Konsequenzen einer Unterbrechung zu verstehen.

- Wirksamkeit: GLP-1-Rezeptoragonisten wirken durch die Regulierung des Appetits und die Verbesserung der Insulinsensitivität. Ihre volle Wirksamkeit erreichen sie durch eine kontinuierliche Anwendung. Eine Unterbrechung kann dazu führen, dass der erzielte Fortschritt im Gewichtsmanagement verloren geht, da der zugrundeliegende Mechanismus der Appetitkontrolle und der verbesserten Stoffwechselaktivität nicht mehr aufrechterhalten wird.
- Gewichtsmanagement: Viele Nutzer erleben nach dem Absetzen der Medikation eine Gewichtszunahme, da die ursprünglichen physiologischen Bedingungen, die zu Übergewicht oder Adipositas geführt haben, oft unverändert bleiben. Die Wiederzunahme des Gewichts kann entmutigend sein und die langfristigen Ziele des Gewichtsmanagements untergraben.
- Medizinische Überwachung: Wenn die Entscheidung getroffen wird, die Behandlung zu

unterbrechen, sollte dies unter medizinischer Überwachung geschehen. Der Arzt kann helfen, die Unterbrechung so zu gestalten, dass mögliche negative Auswirkungen minimiert werden und kann beraten, wie die Behandlung zu einem späteren Zeitpunkt sicher wieder aufgenommen werden kann.
- Nebenwirkungen und Verträglichkeit: In manchen Fällen kann eine Unterbrechung der Behandlung sinnvoll sein, insbesondere wenn Nebenwirkungen auftreten oder gesundheitliche Probleme entstehen, die eine weitere Anwendung des Medikaments unratsam machen. In solchen Fällen könnte eine Unterbrechung notwendig sein, um die Gesundheit des Patienten zu schützen oder um alternative Behandlungsoptionen zu bewerten.
- Kosten und Zugänglichkeit: Die hohen Kosten und die möglicherweise begrenzte Verfügbarkeit der Medikamente können natürlich ebenfalls Gründe für eine Unterbrechung sein, insbesondere wenn sie langfristig nicht tragbar sind.

In jedem Fall ist es ratsam, eine solche Entscheidung gemeinsam mit einem Gesundheitsdienstleister zu treffen, um sicherzustellen, dass sie im besten Interesse der Gesundheit und der langfristigen Ziele des Patienten liegt. Alternativen und Unterstützungsstrategien sollten ebenfalls in Betracht gezogen werden, um die Kontinuität des Gewichtsmanagements zu gewährleisten.

Bezugsquellen

Es gibt verschiedene Wege, wie man an Abnehmspritzen kommen kann:

- Ärztliche Verschreibung: In Europa, den USA und vielen anderen Ländern sind Abnehmspritzen verschreibungspflichtig. Das bedeutet, dass ein Arzt die Notwendigkeit dieser Behandlung feststellen und ein entsprechendes Rezept ausstellen muss. Dies ist der übliche Weg, um sicherzustellen, dass die Behandlung medizinisch angebracht und sicher für den Patienten ist.
- Fachärzte für Endokrinologie oder Diabetologie: Oft sind es Spezialisten in den Bereichen Endokrinologie oder Diabetologie, die solche Medikamente verschreiben, da sie auf Stoffwechselerkrankungen und hormonelle Ungleichgewichte spezialisiert sind. Diese Ärzte können eine umfassende Bewertung des Gesundheitszustandes vornehmen und feststellen, ob die Behandlung mit GLP-1-Rezeptoragonisten geeignet ist.
- Gewichtsmanagement-Kliniken: Viele Gesundheitseinrichtungen, die sich auf Gewichtsmanagement spezialisieren, bieten ebenfalls Zugang zu medikamentösen Behandlungen wie Abnehmspritzen. Diese Kliniken verfügen oft über Teams aus Ärzten, Ernährungsberatern und anderen Fachleuten, die einen integrierten

Ansatz zur Gewichtsreduktion bieten. Oftmals bieten sie auch Finanzierungspläne für die Behandlung an.
- Online-Apotheken und Telemedizin: Einige Online-Apotheken und Telemedizin-Anbieter können ebenfalls Rezepte für Abnehmspritzen ausstellen, nachdem eine Online-Konsultation mit einem qualifizierten Arzt erfolgt ist. Dies kann eine bequeme Option für Patienten sein, die in entlegenen Gebieten leben oder Schwierigkeiten haben, persönlich zu einem Arzt zu gehen. Es ist jedoch wichtig, sicherzustellen, dass diese Dienste lizenziert und reguliert sind, um Risiken zu vermeiden.
- Direkter Kauf in der Apotheke mit Rezept: Nach Erhalt eines Rezepts kann das Medikament in fast jeder Apotheke erworben werden. Die Apotheker können auch zusätzliche Informationen über die korrekte Anwendung und Lagerung des Medikaments bieten.

Ethische und gesellschaftliche Betrachtungen

Die ethische Diskussion über Abnehmspritzen wirft eine Reihe von moralischen Fragen auf. Diese Debatte berührt Themen wie Körperbildnormen, den Zugang zu medizinischer Versorgung und die Frage, wie weit medizinische Interventionen zur Änderung natürlicher Körperzustände gehen sollten. Wir wollen diese Themen hier nur streifen, da sie faktisch immer mehr in den Hintergrund treten.

Abnehmspritzen bieten eine wertvolle medizinische Unterstützung für Personen, bei denen herkömmliche Methoden wie Diät und Bewegung allein nicht ausreichend sind, um ein gesundes Gewicht zu erreichen. Diese Medikamente sind besonders für Menschen mit Adipositas oder Übergewicht, die bereits zu gesundheitlichen Komplikationen wie Typ-2-Diabetes oder Herz-Kreislauf-Erkrankungen geführt haben, eine wichtige Option. Durch die effektive Gewichtsreduktion, die durch diese Spritzen ermöglicht wird, können viele der betroffenen Personen eine Verbesserung ihrer gesundheitlichen Situation erleben. Das kann zu einer verringerten Abhängigkeit von anderen Medikamenten führen, eine bessere körperliche Leistungsfähigkeit fördern und die Lebensqualität insgesamt verbessern.

Darüber hinaus tragen Abnehmspritzen dazu bei, das Bewusstsein und das Verständnis für Adipositas als chronische Erkrankung zu schärfen. Indem sie medizinisch angegangen wird, kann das Stigma, das oft mit Übergewicht verbunden ist, verringert werden. Dies führt zu einer größeren Empathie und Unterstützung für Betroffene, was ihnen hilft, sich weniger isoliert zu fühlen und mehr gesellschaftliche Akzeptanz zu erfahren.

Es ist auch wichtig zu erkennen, dass die Entwicklung solcher medizinischen Behandlungen das Ergebnis umfangreicher Forschung und Innovation ist, die darauf abzielt, praktikable Lösungen für schwerwiegende Gesundheitsprobleme zu bieten. Diese Fortschritte in der Medizin stärken das Selbstbestimmungsrecht der Menschen über ihre Gesundheit und ermöglichen individuell angepasste Behandlungen, die zuvor nicht möglich waren.

Insgesamt bieten Abnehmspritzen für viele eine lebensverändernde Verbesserung ihrer Gesundheit und Lebensqualität. Sie sind ein Beispiel dafür, wie medizinische Innovationen dazu beitragen können, die Herausforderungen chronischer Erkrankungen zu bewältigen und den betroffenen Personen zu helfen, ein aktiveres und gesünderes Leben zu führen.

Darüber hinaus bieten Abnehmspritzen eine wirksame Behandlungsmöglichkeit für Personen, die unter gesundheitsgefährdendem Übergewicht leiden und bei denen andere Methoden wie Diät und Bewegung nicht zum Erfolg geführt haben. Für diese Menschen können die Spritzen nicht nur eine Gewichtsreduktion ermöglichen, sondern auch zu einer Verbesserung von damit verbundenen Gesundheitszuständen wie Typ-2-Diabetes, Herz-Kreislauf-Erkrankungen und anderen führen. Hier wird oft argumentiert, dass der Zugang zu solchen Behandlungen eine Frage der medizinischen Gerechtigkeit ist und Menschen helfen kann, ein gesünderes und möglicherweise längeres Leben zu führen.

Die zunehmende Normalisierung von Abnehmspritzen wird dazu beitragen, die Stigmatisierung von Übergewicht und Adipositas zu verringern, indem sie als behandelbare medizinische Zustände anerkannt werden. Indem Adipositas als eine Erkrankung angesehen wird, die einer medizinischen Intervention bedarf, könnte dies dazu beitragen, Schuldzuweisungen und Selbstvorwürfe bei den Betroffenen zu reduzieren.

Es gibt jedoch naturgemäß auch Bedenken hinsichtlich der Ethik von medizinischen Eingriffen, die darauf abzielen, den Körper zu verändern. Einige sehen darin eine Abkehr von der Akzeptanz natürlicher Körpervielfalt. Andererseits argumentieren Befürworter, dass der Zugang zu solchen Behandlungen das Selbstbestimmungsrecht der Menschen stärkt, über ihre Körper und Gesundheit zu entscheiden.

Insgesamt ist die Diskussion um Abnehmspritzen komplex und wirft wichtige Fragen nach den Prioritäten unserer Gesellschaft, dem Verständnis von Gesundheit und der Rolle der Medizin in unserem Leben auf. Es bleibt wichtig, dass diese Diskussionen geführt werden, um ein ausgewogenes Verständnis der Vor- und Nachteile solcher medizinischen Eingriffe zu gewährleisten.

Nach Auffassung der Autoren überwiegen die positiven Faktoren von Abnehmspritzen aber deutlich.

Neue Medikamente, Fazit und Ausblick

Abnehmspritzen sind bereits heute besser als ihr Ruf. Sie haben erstmals das Potential, die Volkskrankheit Übergewicht effektiv zu bekämpfen. Was dies für die Betroffenen bedeuten kann, muss nicht extra hervorgehoben werden.

In der Zukunft könnten weitere Verbesserungen bei Abnehmspritzen erheblich sein. Forscher arbeiten daran, die Effektivität dieser Medikamente durch gezieltere Wirkung auf die relevanten Stoffwechselwege zu steigern. Ziel ist es, stärkere und länger anhaltende Effekte auf die Gewichtsabnahme zu erzielen und gleichzeitig die Nebenwirkungen zu minimieren. Auch die Entwicklung neuer Kombinationstherapien, die unterschiedliche Wirkstoffe zusammenführen, um die Gewichtsreduktion zu fördern, zeigt vielversprechende Ansätze. Diese könnten die Wirksamkeit der Behandlung verbessern, während sie die Dosierungen der einzelnen Komponenten reduzieren, was die Verträglichkeit erhöht.

Ein weiterer bedeutender Fortschritt könnte in der Form der Verabreichung dieser Medikamente liegen. Derzeit werden sie meistens als Injektionen verabreicht, aber Forschungen könnten zu bequemeren Formen wie oralen Dosen oder implantierbaren Geräten führen, die den Wirkstoff kontinuierlich freisetzen. Die Forschung strebt auch nach personalisierten medizinischen Ansätzen, bei denen die Behandlung speziell auf die individuellen genetischen, metabolischen und physiologischen Merkmale der Patienten zugeschnitten wird, um die Therapie zu optimieren.

Die zukünftige Rolle von **Cortisol**, einem Hormon, das für die Regulierung des Metabolismus und die Reaktion des Körpers auf Stress bekannt ist, ist ebenfalls von Bedeutung. Hohe Cortisolspiegel können zu Gewichtszunahme führen und den Appetit sowie das Fettlagerungsverhalten beeinflussen. Zukünftige Therapien könnten darauf abzielen, den Cortisolspiegel zu modulieren oder die Auswirkungen von Cortisol auf den Körper zu mildern, um die Effektivität von Abnehmspritzen zu verbessern. Dies könnte durch Kombinationstherapien geschehen, die nicht nur GLP-1-Agonisten enthalten, sondern auch Komponenten, die speziell die durch Cortisol verursachten metabolischen Effekte adressieren.

Auch **Tirzepatid**, ein relativ neuer Wirkstoff in der Behandlung von Typ-2-Diabetes, zeigt vielversprechende Ergebnisse auch im Bereich der Gewichtsreduktion und könnte zukünftig eine wichtige Rolle bei Abnehmspritzen spielen. Tirzepatid ist ein dualer Agonist, der sowohl den Glucagon-like Peptide-1 (GLP-1) Rezeptor als auch den Glucose-dependent Insulinotropic Polypeptide (GIP) Rezeptor aktiviert. Diese Eigenschaften machen es besonders effektiv, sowohl die Blutzuckerwerte zu kontrollieren als auch das Körpergewicht zu reduzieren.

In klinischen Studien hat Tirzepatid sehr gute Ergebnisse in Bezug auf Gewichtsverlust gezeigt.

Beispielsweise zeigte die Phase-3-Studie SURMOUNT-1, dass Teilnehmer, die mit Tirzepatid behandelt wurden, einen ganz erheblichen Gewichtsverlust von bis zu 20% ihres Körpergewichts erzielten. Dies übertrifft die Ergebnisse, die mit aktuellen GLP-1-Agonisten wie Semaglutid erzielt werden, die auch zur Gewichtsreduktion eingesetzt werden.

Die Wirkungsweise von Tirzepatid umfasst mehrere Mechanismen: Es verbessert die Insulinsensitivität, verlangsamt die Magenentleerung und erhöht das Sättigungsgefühl, was zu einer reduzierten Kalorienaufnahme führt. Diese Effekte sind besonders vorteilhaft für Personen, die Schwierigkeiten haben, ihr Gewicht durch Diät und Bewegung allein zu reduzieren.

Aufgrund dieser vielversprechenden Ergebnisse wird erwartet, dass Tirzepatid zukünftig eine immer größere Rolle in der Entwicklung von Abnehmspritzen spielen wird. Die Zulassung und Markteinführung von Tirzepatid als Mittel zur Gewichtsreduktion wird jedoch noch einige Zeit in Anspruch nehmen, da die endgültigen Phasen der klinischen Prüfungen und die Genehmigungsverfahren durchlaufen werden müssen.

Die Aussichten für die weitere Entwicklung und Verbesserung von Abnehmspritzen sind daher vielversprechend und konzentrieren sich auf eine erhöhte Wirksamkeit, Benutzerfreundlichkeit und personalisierte Behandlungsoptionen, die das Potenzial haben, die Lebensqualität für viele Menschen weiter zu verbessern.

Es ist auch zu erwarten, dass Abnehmspritzen – wie viele neue Medikamente - im Laufe der Zeit preiswerter werden. Die Zukunft der Preisgestaltung für Abnehmspritzen, wie GLP-1-Rezeptoragonisten, ist von mehreren Faktoren abhängig, aber es gibt Gründe für einen vorsichtigen Optimismus, dass sie mit der Zeit günstiger werden könnten. Wenn die Nachfrage nach diesen Medikamenten steigt, könnten Hersteller von den Skaleneffekten profitieren, die es ihnen ermöglichen, die Preise zu senken. Zudem könnten technologische Fortschritte und effizientere Produktionsmethoden zu einer Reduktion der Herstellungskosten führen. Ein weiterer bedeutender Einflussfaktor ist das Auslaufen der Patente für bestehende Medikamente, was den Weg für günstigere Generika ebnet. Auch regulatorische Entscheidungen und Gesundheitspolitik, die darauf abzielen, die Medikamentenkosten zu senken, könnten eine Rolle spielen. Obwohl die Preisgestaltung von Medikamenten komplex und von vielen variablen Markt- und Politikfaktoren abhängig ist, lassen diese Entwicklungen hoffen, dass die Kosten für Abnehmspritzen in der Zukunft sinken.